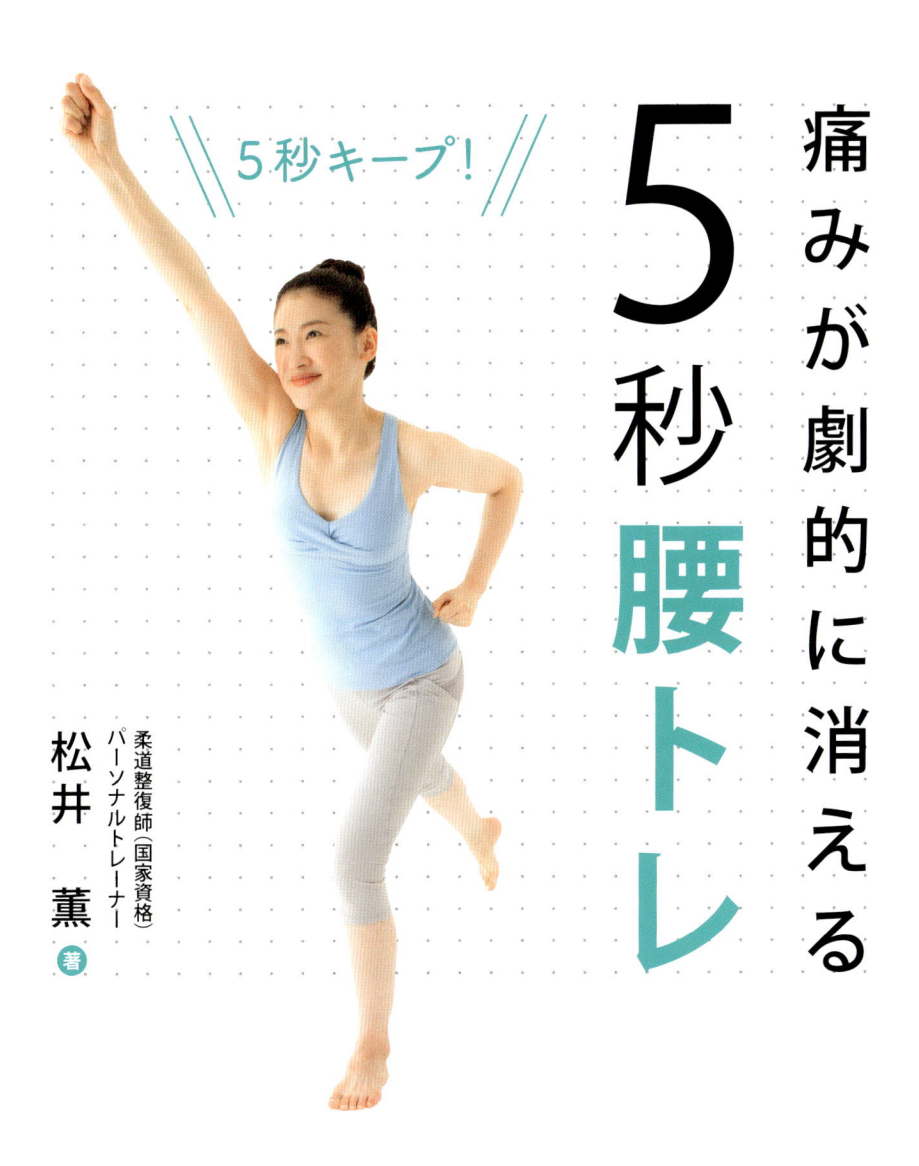

痛みが劇的に消える 5秒腰トレ

5秒キープ!

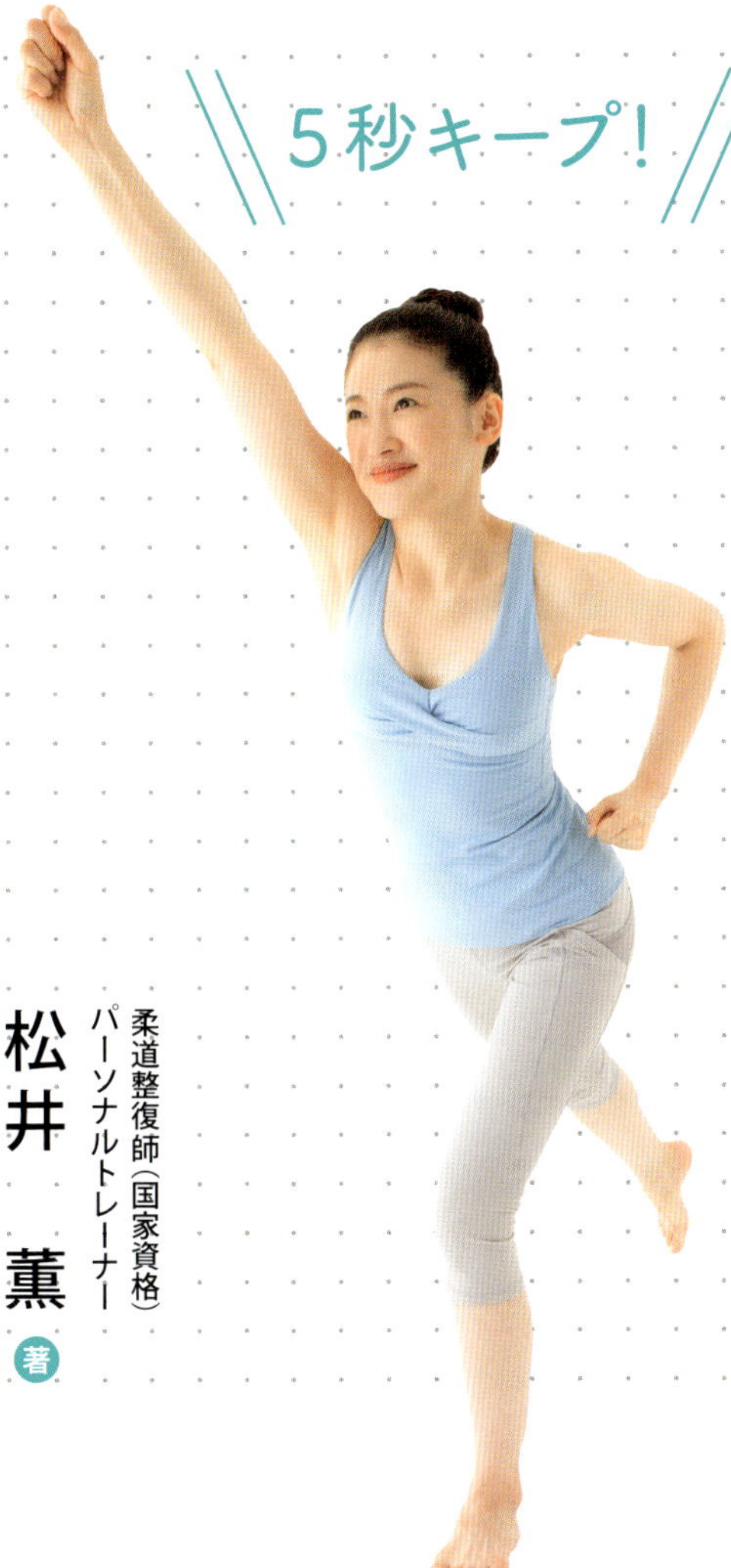

柔道整復師（国家資格）
パーソナルトレーナー
松井 薫 著

大泉書店

INTRODUCTION

「小学6年生のとき、椎間板《ついかんばん》ヘルニアと腰椎《ようつい》分離症を発症し、医者から車椅子宣告。それでも、大好きなスポーツは諦めきれず、自身の身体で検証しながら、独自の腰痛克服法を探求してきました。腰痛はきちんとケアすれば、コルセットや杖、車椅子に頼らなくても、自分の身体を使って普通の生活をすることができ、スポーツを楽しむことも可能なのです」

松井　薫

「車椅子生活」宣告を受け、痛み止めで腰痛を緩和（小学6年生）

子どもの頃は、遊びよりも柔道と野球に熱中していました。練習するほど上達し、きつい練習も辛いと思ったことは一度もなく、「いずれはプロ野球選手に」という夢がありました。ところがある日突然、バッティングで身体を左へまわした瞬間、腰に激痛が走ったのです。一瞬息ができないほどの痛みで、身動きすらできませんでした。

近所の整形外科へ行くと、おじいちゃんやおばあちゃんばかりで、みんなの視線が一斉に自分に集中し、その違和感・悲壮感はいまでも忘れられません。医者からは「分離症ですね。手術が必要です。放置すると車椅子生活になりますよ」と宣告され、目の前が真っ暗になりました。医者からすすめられた運動法は、仰向けから前屈をする「腹筋」と、うつ伏せから上体を反《そ》らす「背筋」です。しかし、家で一生懸命やっても腰が痛くなるばかりで、発症から数日間は立ち上がることもできず、匍匐《ほふく》前進の状態でした。

その後、整形外科医を3軒ほどまわりましたが、どこも診断は同じ。仕方なく、腰の痛みが激しいときは、医者から処方された痛み止めを服用。痛みが出たときだけ薬を飲み、痛み止めが切れると激痛に苦しむ、その繰り返しでした。

1年以上、そんな状態が続き、医者から指示された運動で本当によくなるのか、子どもながらに疑問を感じはじめました。これまで体育が一番得意で、体育の成績もよかったのです。腰痛をきっかけに柔道はやめましたが、プロ野球選手の夢は捨てきれず、練習は休みながらも続けていました。「すべての夢を奪われるのは嫌。腰痛になって柔道や野球は無理でも、スポーツをちゃんとやり続けたい」という強い思いが湧き上がりました。

自ら考案したトレーニング法で腰痛が軽減。陸上部で活躍（中学時代）

中学1年生になっても、腰の状態はまったく改善せず、「腹筋・背筋トレーニングで本当に効果があるのか」という疑問を払拭できませんでした。書店や図書館で調べても、当時のトレーニング本は、ボディビルのための筋トレやダンベル、野球のコツなどで、ボディメンテナンスの本は皆無。そこに答えはありませんでした。

その頃に住んでいた家の近くに、市立のスポーツセンターが開設。プチマッチョのインストラクターから、「腹筋・背筋だけでは前後方向の動きだけ。いろいろな方向からのトレーニング法があるよ」と提案され、目からウロコでした。当時はまだ、パーソナルトレーナーという職業もない時代。身体づくりに関する疑問を、このインストラクターにすべてぶつけました。これまで、スポーツをするときは、技の向上しか念頭にありませんでしたが、このときを境に、自分の身体はどう動いているか、腰、肩、ひじの位置についても考えるようになったのです。さらに、腰痛を克服してスポーツを続けるには、「運動能力を高めなければいけない。腰を一方向だけに動かすと腰を傷める」ことがわかりました。

中学2年生になり腰痛は緩和されましたが、腰をひねるとまだ違和感があり、プロ野球選手への道に進むかどうか迷っていました。そんなとき、先生や友達から陸上部の助っ人を頼まれ、埼玉県の3市合同の陸上競技県大会予選で、上位3位に入賞。中学2年生の終わりには、中学校で一番早い短距離リレーのメンバーにも選出されました。

中学3年生と同時に野球をやめて、陸上部へ転部。予選で優勝し、埼玉県大会へ出場できました。短距離は腰をひねる動きがなく、縦の動きだけなので負担も少なく、ベスト・タイムを叩き出せたのだと思います。「腰を患《わずら》っていても、スポーツを諦めなくてよかった！」と痛感。この頃から、自分の身体を3Dとして捉え、弱い筋肉を見つけて強化するトレーニング法を見出し、腰の痛みも軽減していきました。

体育大学をめざし、筋トレに明け暮れた日々（高校時代）

高校に入ってもプロ野球への道を諦めきれませんでしたが、小学6年生から中学3年生までの4年間のブランクは埋められず、他の選手たちと見比べても明らかな技術差がありました。それでも、何か身体能力を活かす職業に就きたかったため、体育大学に入ることを決意したのです。

つい最近、高校の同窓会に30年ぶりに行き、かつての番長の隣の席に通されました。高校時代と変わらず番長然とした姿で、「松井ちゃん、うちらのグループに入れようと思ったけど、休み時間でも筋トレばかりしていたね。『いま、それどころじゃないから、筋トレ中だから邪魔しないでくれ』と断わられたんだよ」と、懐かしそうに語ってくれました。

確かに休み時間には、机と机の間で、ひじの角度を「広げる、狭める、倒す、起こす」。どこまで動かせば、自分の腰は痛くなるのかを検証中でした。ただ筋肉を作るだけではなく、「筋肉と対話する」ことを、このときに覚えました。実験の最中に、番長の誘いは邪魔、どこのグループの勢力かなんてどうでもよかったのです。そして、地道な筋トレの成果があり、高校３年生でベンチプレス１００キロを持ち上げられるようになりました。

野球部では俊足で活躍。ボディビル大会で3位に入賞！（大学時代～社会人）

国士舘大学体育学部に入学し、野球部に入部しました。1学年が30人余り、全校で約１００人の学生が所属している中で、全学年でのベンチ入りは非常に倍率が高く、多くても20人程度でした。そんな中、大学1年生でベンチ入りを果たし、父はとても喜んでくれました。野球の守備やバッティングは無理でも、１００メートル11秒の記録を保持していたため、代走要員として認められたのです。

それでも、試合には一瞬でも出られるのか、交代しても走れるのかもわかりません。しかし、チャンスは巡ってくるものです。リーグ戦３塁ランナーの代走として出場し、難しいタッチアップのプレーで見事にセーフ！　スポーツ新聞には「俊足、松井、タッチアップでセーフ」という記事が掲載されました。

この時期、腰に鈍痛を感じたため整形外科に通っていて「腰椎《ようつい》分離症、治っていてほしいな」と祈るような気持ちでレントゲンを見ると、やはり骨は離れたままでした。しかし、腰痛はきちんとケアすれば、コルセットや杖、車椅子に頼らなくても、自分の身体を使って普通の生活をすることができ、スポーツを楽しむことも可能です。そして、社会人となり正しい筋トレの成果もあり、スクワットで２００キロのバーベルを持ち上げられるようにもなって、東京のボディビル選手権大会では、70キロ級３位入賞。腰痛を克服した証明といえるでしょう。

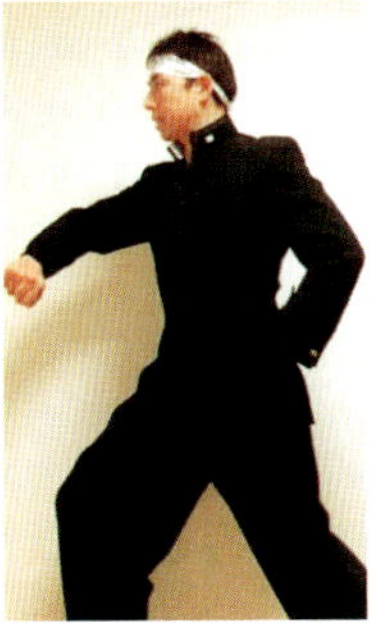
国士舘大学体育学部

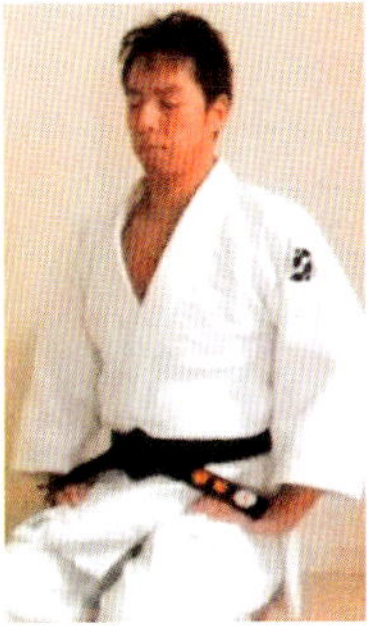
講道館柔道二段

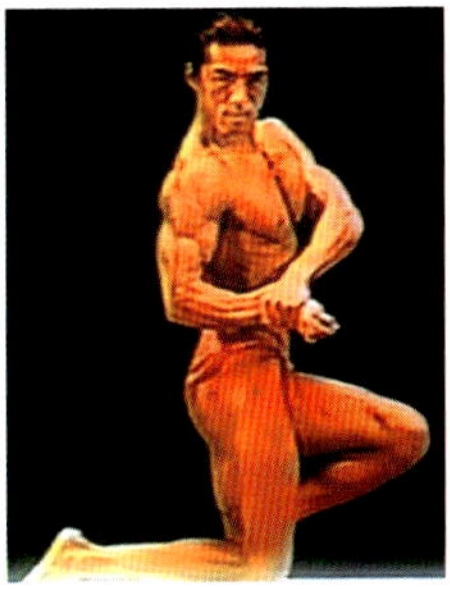
ボディビル3位入賞

Contents

5秒腰トレ

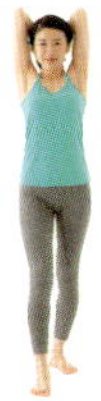

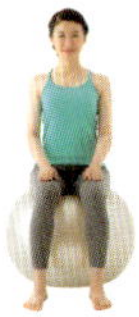

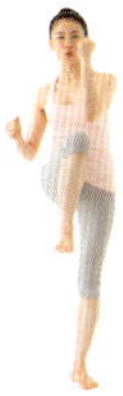
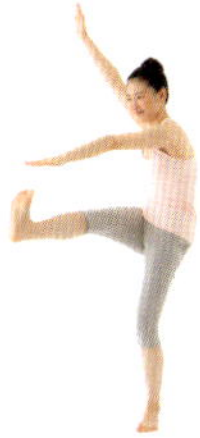
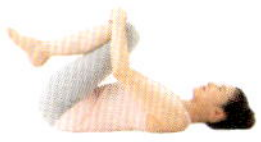

PART 2 ストレッチで、筋肉を伸ばす・ほぐす

PART 3 骨盤まわりの、6つの筋肉を強化する

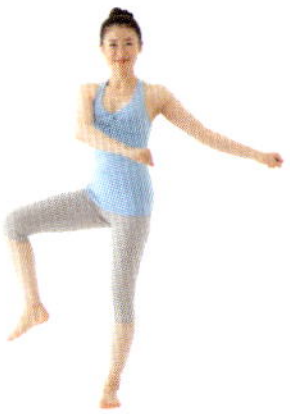

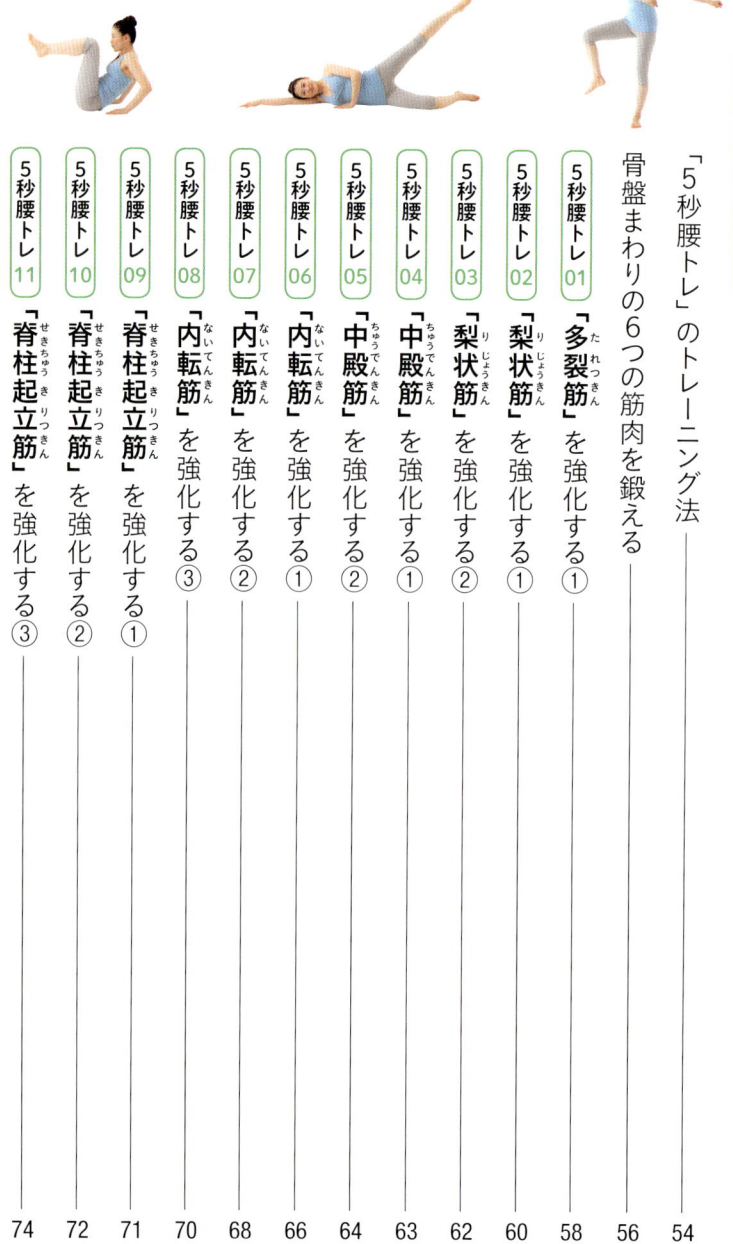

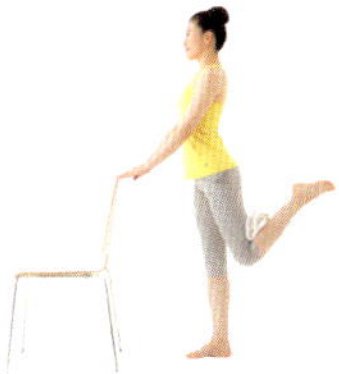
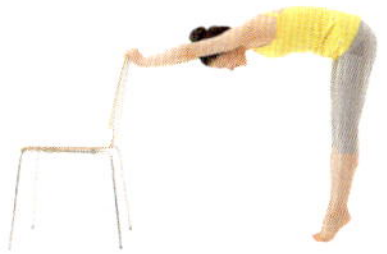

本書の見方

POINT

トレーニング効果をアップさせるためのコツをご紹介します。

筋肉図

この部分の筋肉に意識を集中させ、筋肉と対話しながら鍛えると、効果がアップします。

トレーニング名

トレーニングする筋肉名を表します。

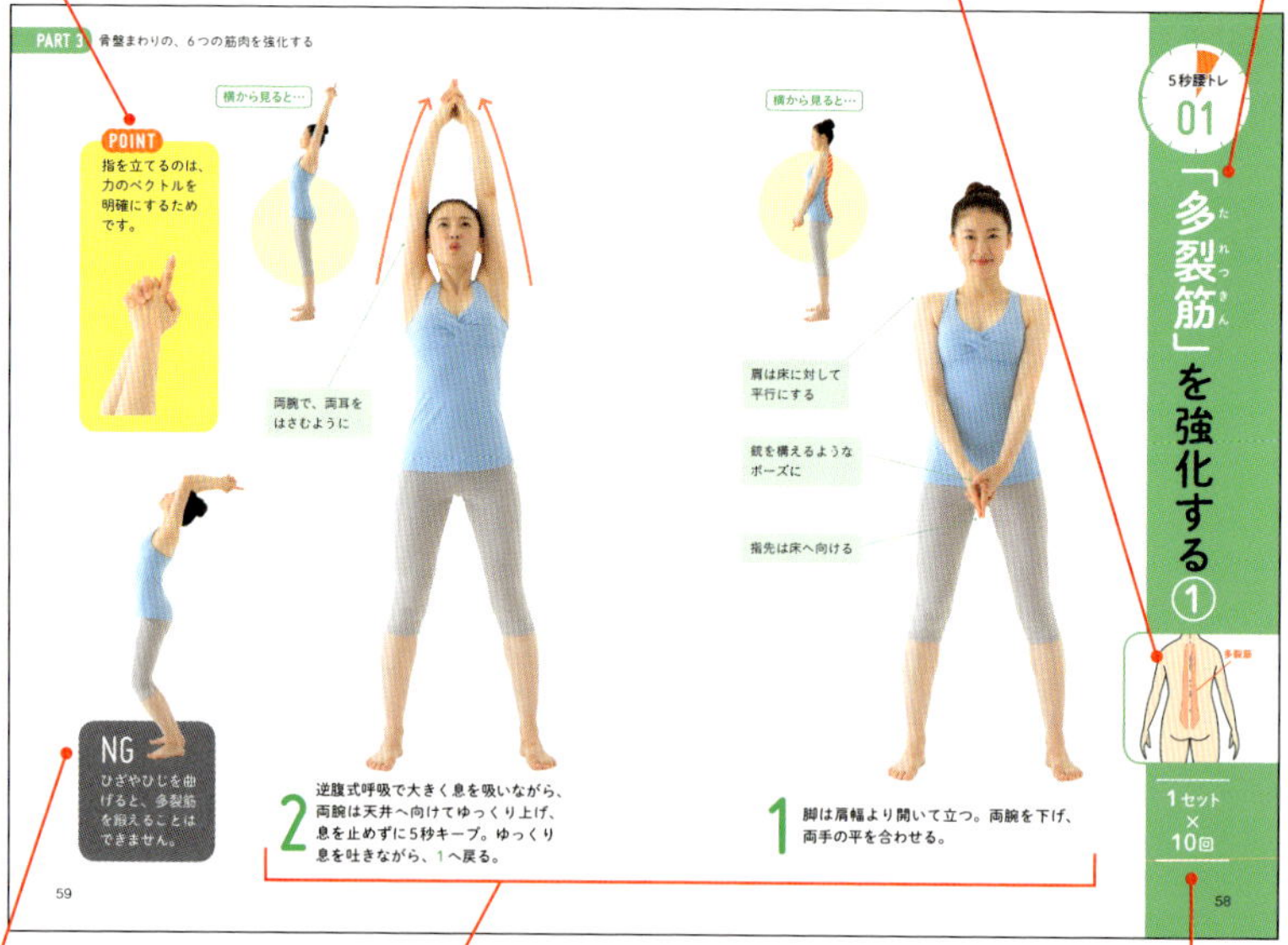
PART 3 骨盤まわりの、6つの筋肉を強化する
横から見ると…
POINT
指を立てるのは、力のベクトルを明確にするためです。
両腕で、両耳をはさむように
NG
ひざやひじを曲げると、多裂筋を鍛えることはできません。
2 逆腹式呼吸で大きく息を吸いながら、両腕は天井へ向けてゆっくり上げ、息を止めずに5秒キープ。ゆっくり息を吐きながら、1へ戻る。
59
横から見ると…
肩は床に対して平行にする
銃を構えるようなポーズに
指先は床へ向ける
1 脚は肩幅より開いて立つ。両腕を下げ、両手の平を合わせる。
5秒腰トレ
01
「多《た》裂《れつ》筋《きん》」を強化する①
1セット
×
10回
58

NG

間違ったトレーニングをすると、十分な効果が得られません。

トレーニング

「息を止めずに5秒キープ」とは、息を大きく吐いたり吸ったりするのではなく、「自然呼吸で5秒キープ」という意味です。「息を止めて5秒キープ」してしまうと、血圧が急上昇するので要注意！

トレーニング回数

基本の回数。トレーニングに費やせる時間によって、回数を減らしても構いません。

お助けプラン

片脚立ちなど、よろけそうになりがちなトレーングなどでは、椅子を使った、お助けプランも掲載しています。

※すべてのトレーニングに掲載されているわけではありません。

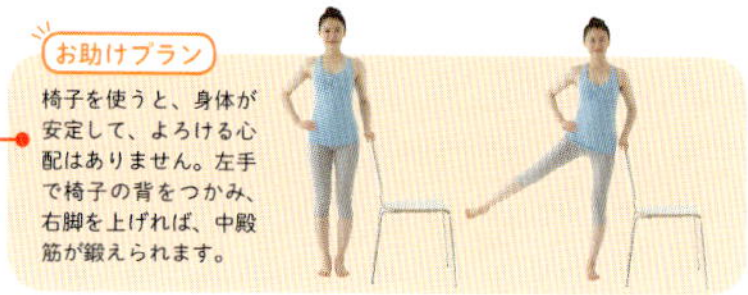
お助けプラン
椅子を使うと、身体が安定して、よろける心配はありません。左手で椅子の背をつかみ、右脚を上げれば、中殿筋が鍛えられます。

PART 1

医学的根拠に
基づき、
腰痛対策を考案

自身の腰痛に悩まされた経験を活かし、
本当に効果的な腰痛対策を編み出しました。
医療系の国家資格である柔道整復師の免許を取得し、
体育大学の研究員として最新機器を駆使して、
研究を重ねています。

実体験をもとに、科学的根拠のある筋トレ

小学6年生（12歳）から腰痛とたたかい、自らの身体で検証しながら激痛を克服！　柔道、野球、陸上の選手生活を謳歌し、社会人になってからはパーソナルトレーナーとして、テレビ出演、数多くの書籍の上梓、健康機器の開発協力、大学講師も務めてきました。さらには、体育大学の研究員となり、最新機器を駆使しながら、身体の動きを科学的に解明して、論文もいくつか書いています。

ただ、パーソナルトレーナーは国家資格ではなく、本やテレビで情報を集めてアドバイスはできても、法的な根拠や裏づけによって効果を証明することはできません。そんなもどかしさから、医療系の国家資格である柔道整復師になることを決意し、40歳から3年間学校に通いました。２０１４年3月、日本医学柔整鍼灸専門学校を卒業。柔道整復師の国家試験に合格し、免許を取得することができました。

柔道は「殺法（柔術、武術）」と「活法（整復術）」に分けられ、この2つが両立してこそ、「柔道」という「道」になります。腰痛によって小学6年生でやめた柔道を、大学で教員になるために初段を取得。さらには柔道整復師をめざして40歳のときに昇段試験を受け、柔道二段を取得。人生の中で、腰を傷めた悔しさがずっとつきまとっていましたが、その悔しさを一つずつ

潰していく作業をしています。

長い間、パーソナルトレーナーをしてきて、10年以上おつき合いをしているお客様も多く、社長から会長になり、その後は引退への道を歩まれる人が多くなりました。そんな人々には、ダイエットやマッチョな身体づくりだけではなく、「日々動ける身体の維持」「腰痛の予防・改善」「外で転んでも怪我をしない身体づくり」が必要になります。柔道整復師の国家資格取得によって、エビデンスに基づいたアドバイスができ、怪我による骨折、脱《だっ》臼《きゅう》・打撲《だぼく》・捻挫《ねんざ》・挫傷《ざしょう》など、手術をせずにテーピングなどを行いながら治療にあたることができるようになりました。

そして、2019年、パーソナルトレーニングから治療までを担う整骨院を開院。現在、医学的知識をもとに多くの患者さんの治療を行っています。このところ、腰痛で来院される人が増え続けている状況です。次ページからは、腰痛を克服するためのポイントと、実体験をもとに生み出した筋トレの数々をご紹介しましょう。

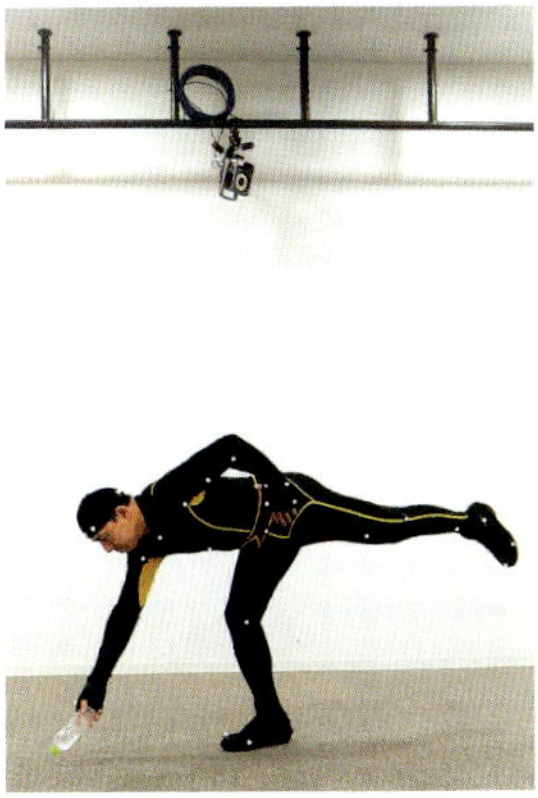

大学では「モーションキャプチャー」を活用し、自分の動きを計測しながら、筋肉の状態の検証をしている。

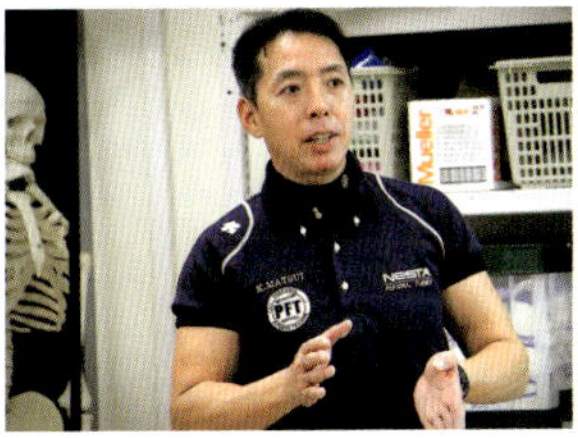

整骨院を開院。パーソナルトレーニングから治療までを行っている。

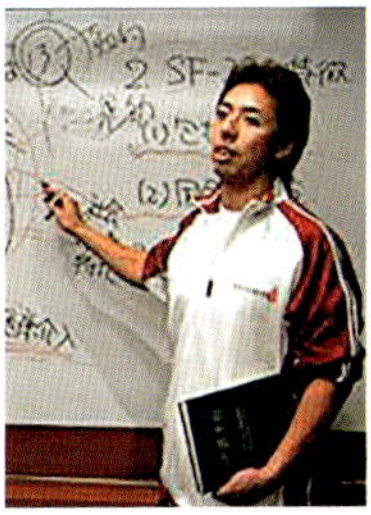

体育大学の研究員として、講義をすることもある。

腰痛になったのは「あの瞬間」ではない

腰痛の悩みを抱えて来院する人たちは決まって「あの瞬間から、腰痛がはじまった」と思い込んでいます。「重い荷物を持ち上げてギックリ腰になった瞬間から、腰痛に悩まされています」とか、「20〜30年前のバレーボールの試合で、着地した瞬間に腰を傷めました」と、腰痛の原因を、瞬間で捉えています。

しかし、あなたの腰にひずみが入ったのは、「あの瞬間」ではありません。少し遡《さかのぼ》って話を聞いていくと、他に原因がある場合が多いです。つまり、普段の生活やスポーツによって、同じ方向に重心をかけ続けたことで、腰のまわりの一部の筋肉に大きな負荷がかかり、身体にひずみが生じて腰痛が起こったのです。

私も、リトルリーグのときにバットを握って右から左へ腰を回転させ、柔道でも右から左へ身体を回転させ、腰の右側の筋肉を圧迫し続けていました。さらに他のスポーツも同様で、バレーボール、野球、柔道、バスケットボール、ゴルフ、テニスなども、ほとんどが一方向へ多く腰を回転させる動きになります。

学生時代にこれらのスポーツによって、ハードな練習や過酷な試合を重ねて、身体のひずみを抱えたまま社会人になり、ある日突然ギックリ腰に悩まされます。痛みを緩和させるために

炭酸水の栓を抜くと、泡が吹き出すのはなぜ？

炭酸水の栓をポンと抜くと、一瞬で中身が吹き出してくることがあります。それは、栓を抜く前に炭酸水の瓶が振られていたからです。

ギックリ腰になった瞬間も、これと同じ状況です。栓を抜くタイミングや抜き方（腰痛になった瞬間）にこだわるよりも、瓶を振らない（一方向へ多く腰を回転させない）ことが、腰痛を予防するために重要なことです。

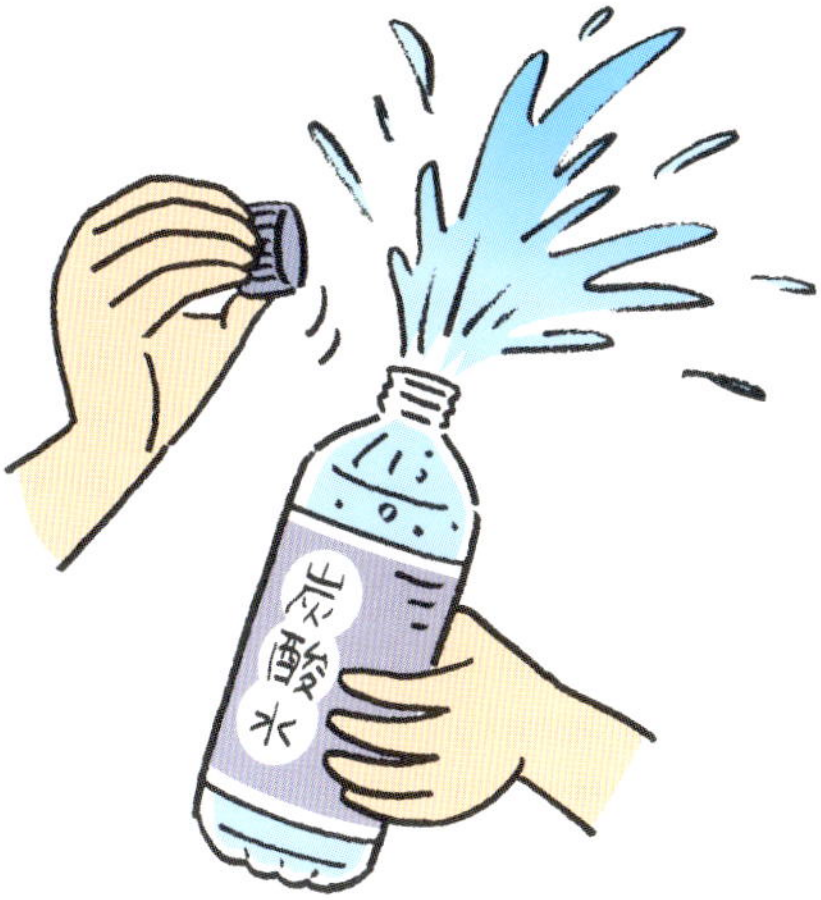

湿布を貼っても、筋肉のバランスが崩れた状態のままでは一時しのぎにしかならず、改善につながりません。

腰のまわりには、神経系統の束が集まっていて、身体の右ばかりを動かしていると右が発達して、右の筋肉が太くなります。左右の筋肉量の比率が変わるため、疲労がたまりやすくなります。これを橋にたとえると、太い橋脚と細い橋脚がある場合、太い橋脚が強いために太い橋脚ばかりに負荷をかけ続けると、金属疲労で崩壊してしまいます。また、細い橋脚に負荷をかけても、もともと脆弱《ぜいじゃく》なためにやはり崩壊につながります。つまり、左右のバランスが重要ということです。

この身体のひずみを解消する方法は、とても単純です。たとえばテニスの場合、通常の動きは右手ばかりにラケットを持つため、ひと通り練習が終わったら、左手にラケットを持ち替えて、50回素振りをするだけでも、身体のひずみを防止・改善できます。

腰痛が起こりやすい、スポーツや職業

テレビの健康番組等では、腰痛の６、７割が原因不明といわれています。また、一般的に、ストレス、姿勢不良、椎間板ヘルニアなどが原因と思われがちです。これは本当でしょうか。これまで多くの腰痛に悩む人々を診てきて、全身の筋肉の中でどこか一部が弱ったり、固くなったりすることで、腰痛を引き起こすケースが多いということがわかりました。

腰痛の悩みを抱えている人は、次の５つのタイプに分かれます。

1 激しいスポーツをしている

2 デスクワークが中心

3 立ち仕事や、ハイヒールをはき続ける仕事

4 上半身だけ、一方向へひねる動作が多い

5 肥満により、腰やひざに負担がかかる

左ページでは腰痛を引き起こす５つのファクターと、職業等との関連性をご紹介します。さらに、1から4に該当する４名の腰痛克服エピソードを、20ページから詳しくご紹介していきましょう。

腰痛になりやすい5つのファクターと、職業等との関連性

1

激しいスポーツで、腰の筋肉の左右バランスが崩れる。

例 野球、柔道、バレーボール、バスケットボール、ゴルフ、テニスなど

2

デスクワークが中心。歩くことが少なく、筋力が低下する。

例 事務職など

3

一日中立ち仕事で、ハイヒールをはき続けて、腰の筋肉が弱まる。

例 販売業、営業など

4

パソコンの前に座り、上体を大きくひねって応対。身体の片側が下がり、腰に負担がかかる。

例 臨床医など

5

肥満により、腰やひざに大きな負担がかかる。

例 職業全般

腰痛克服エピソード
ケース1

男性
30代半ば
会社経営

接待ゴルフで、左右の筋肉バランスが崩れる

週5回、会社の接待ゴルフがあり、スコアを飛躍的に上げるために、ゴルフの練習場へ頻繁に通い、週2回のジムでの筋トレ、レッスン・プロについてフォームの見直しなど、ゴルフのための身体づくりを徹底的に行っていました。ベストなフォームをやり込み、何百回、何千回も、スコア80台をめざして負担のかかる練習を重ねていたのです。ゴルフをすると、右から左へ回転動作が伴い、筋肉の左右差が生じているために、身体全体のバランスが崩れます。その結果、右腰に負担がかかり、腰に痛みが生じたケースです。

トレーニング

腰痛がないときがあっても、腰の筋肉が張っていて、腰の筋肉の炎症を起こしている状態でした。まずは安静にして、筋肉疲労を取ることを最優先しました。腰痛が少し落ち着いてきたら、反対の回転動作（左ひねり）のトレーニングをして、腹斜筋《ふくしゃきん》を鍛えました。さらに脊柱《せきちゅう》起《き》立筋《りつきん》をストレッチしながら強化するトレーニングプランを実施。「スティッフレッグドデッドリフト」を開始して、3カ月で腰の痛みがきれいになくなりました。

腰痛克服エピソード

ケース2

女性
40代前半
女性誌のライター

デスクワーク中心で、歩くことが少ない

この患者さんは、ダイエットの取材でお目にかかったときに、腰痛の相談を受けました。女性誌のライターでデスクワークが多く、取材や打ち合わせのために外出する際は、時間に追われてタクシーを使うことがほとんどでした。締め切りに追われて、オフィスに帰ってまた原稿を書き……ほぼ歩くことがない生活でした。

トレーニング

一日中パソコンに向かって原稿を書いていると、前肩で猫背気味になり、骨盤が後傾し、背骨の位置のバランスが崩れます。その結果、神経が圧迫され、痛みが生じるので、筋肉を伸ばすトレーニングをすすめました。また、筋力低下によって、脊柱《せきちゅう》起《き》立筋《りつきん》、ハムストリングスが固く縮んでいて、前屈しても床に指先がつきません。週1回通ってもらい、指先が床に届くまで約1年かかりました。さらに、痛みがあるときは安静にし、小康状態になったときに骨盤まわりの筋肉をつけるトレーニングをしてもらいました。いまではマラソンをしたり、テニススクールにも通っています。

腰痛克服エピソード
ケース3

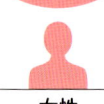

女性
40代後半
ブティックのマネージャー

ハイヒールを一日中はいて、立ち仕事をする

ホテル内にある高級ブティックのマネージャーという仕事柄、一日中ハイヒールをはき続ける生活を長く続けてきました。来院したときは腰痛に悩み、少し片足を引きずっている状態でした。

トレーニング

後ろから身体全体の動きを見ると、中殿筋《ちゅうでんきん》が弱く、脊柱管《せきちゅうかん》に負担がかかっている状態でした。中殿筋を強化するために、自宅でゴムチューブを踏んで横歩きをする指導をし、半年くらいで腰痛が改善しました。その当時の私のジムは、ビルの2階にあったため、階段の手すりにつかまってやっと上り下りする状態でしたが、半年後、手すりなしでも上り下りできるようになりました。すっかり元気になり、娘さんのすすめで、カナダでボルダリング（岩登り）に果敢に挑戦！　その後も、身体を動かす大切さや、二度と腰痛になりたくないという強い思いから、全般的な筋トレにはまっていきました。ジムで「ボディビルダーの男性から『フォームがきれいですね』と声をかけられた」と、うれしそうに語ってくれました。

腰痛克服エピソード
ケース4

女性
50代前半
開業医
（眼科）

座っている姿勢で、身体を一方にひねり続ける

診療のときに、机の正面にパソコン、右にカルテ、左に患者さんが座っている状態で、常に上半身を左にひねっていました。結局、身体の右側が下がり、右側が腰痛になってしまいました。診察室のレイアウトを変えればよいのですが、医療機材の配置があるので難しい。わかっていても、腰に負担になることを続けて、ある日突然、腰の痛みが爆発寸前に！　少しでも腰痛を軽減したくて、いくつかのパーソナルトレーナーを受けましたが、脚・腰を鍛えるスクワットをすすめられただけで、まったく改善しませんでした。

トレーニング

腰痛のときにスクワットをするのは、あまりよくありません。多裂筋《たれつきん》、梨状筋《りじょうきん》、中殿筋《ちゅうでんきん》、腸腰筋《ちょうようきん》、ハムストリングスをトレーニングをした上で、通常の動きと逆方向の「左から右への動き」を取り入れるプランを組みました。さらに、一日中座りっぱなしなので、筋力が低下して腸腰筋や中殿筋が弱り、「筋肉のコルセット」をつくるトレーニングも必要でした。診察に追われる勤務中は無理なので、起床時と就寝前のみ、1日トータル1時間トレーニングをしてもらって、4カ月で腰痛が改善しました。

「5秒腰トレ」を習慣づけ、一生続ける

腰痛に悩んで、整形外科に通ったり、いろいろなパーソナルトレーナーにつかれた人たちが、背筋・腹筋、脚・腰を強化する筋トレを行っても腰痛が改善せず、最後に駆け込まれるのが当院です。私自身、子どもの頃から腰痛に悩み、その中でもスポーツを諦めずに今日まで頑張ってきたので、みなさんのお気持ちは痛いほどよくわかります。

当院の名前は「乃木坂 Matsui Physical Design Lab.」。肉体的・身体的なデザインをする研究所です。私の腰痛体験をもとに、みなさんの腰痛の悩みを救うために身体をデザインするお手伝いをしています。はじめて来院されたときは、身体の状態を知るためのヒアリングと、立ってもらって前後・左右から身体を観察して、骨格のゆがみがないかをチェックします。次に、実際に筋肉を触診し、固くなっている部分はないか、どちらかの方向へ縮んでいる部分はないか、筋肉が弱っている部分はないかなどを確認します。腰痛の原因になっている筋肉が判明したら、対処法（デザイン）を考え、実際にトレーニングを開始します。

本書で紹介した4名は、それぞれ腰痛の原因や痛みの状態も異なります。ただ、ひとつだけ共通していることがあります。それは、指導通りにトレーニングを地道に続け、長い間悩み続けた腰痛を、ついに克服したということです。

また、ご自宅でも毎日、トレーニングを続けることで、身体を動かす大切さに目覚め、楽しさを感じていただくことができたようです。日常生活の動きだけでは、十分な負荷を与えることはできません。腰痛を克服したあとに、新たにジムに通ったり、マラソンをしたり、テニスをはじめたりする人が多いのは、とてもうれしいことです。

「腰痛克服」はゴールではありません。再びあの激痛に見舞われないためにも、日々少しずつでもよいですから、筋トレを続けることが大切です。ご紹介した4名は、実際に腰痛を克服したあと、十年以上も私のパーソナルトレーニングを受けてくださっています。

本書を手に取ってくださった方も、ぜひ「5秒腰トレ」を習慣化していただき、晴れて腰痛を克服し、もう二度とあの痛みに苦しむことのないように、一緒に頑張りましょう。

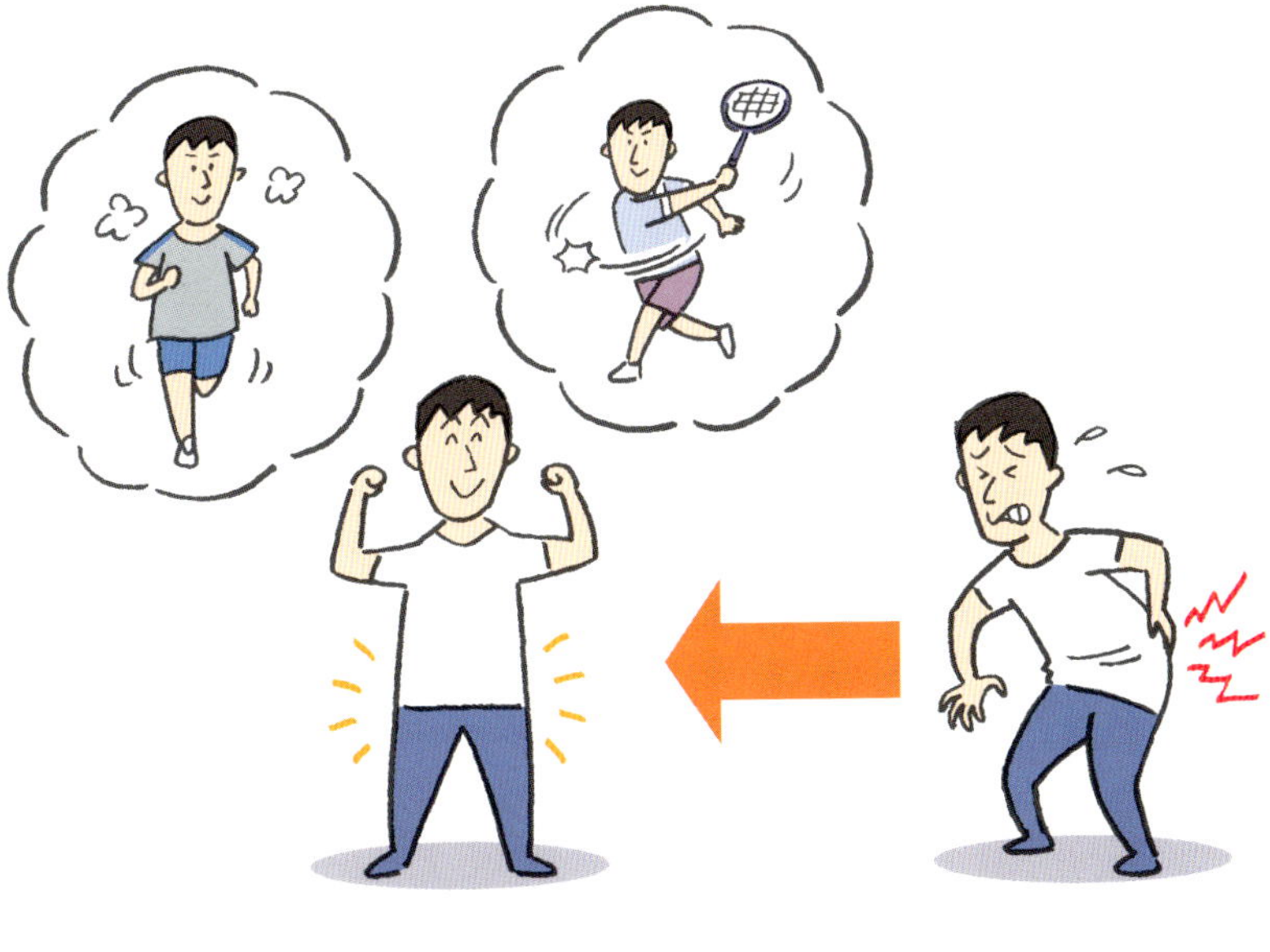

「逆腹式呼吸」で、効果がアップ！

腹式呼吸には、２種類あります。「順腹式呼吸」はヨガや瞑想の呼吸で、お腹の力を抜いて呼吸することで、副交感神経が優位になってリラックス効果があります。「逆腹式呼吸」は武道や格闘技でパンチを受けるときに、お腹に力を入れることで交感神経が優位になり、筋肉の収縮効果が高まります。

たとえば昔、武士などの戦闘集団が人を殺《あや》めるときには、丹田《たんでん》に力を入れる「逆腹式呼吸」によって刀を振り下ろしていました。そして、野獣化したストレスを「順腹式呼吸」で鎮《しず》めていたのです。いわゆる「逆腹式呼吸」と「順腹式呼吸」を、表裏一体としてうまく使い分けていたわけです。

しかし、現代社会では、「逆腹式呼吸」がきちんと継承されていません。戦闘（仕事）モードのときや筋トレ中に「逆腹式呼吸」ができないと、腹横筋《ふくおうきん》が弱まることによって腰の筋肉で補わなければならず、腰痛につながってしまいます。

「逆腹式呼吸」をきちんとすれば、「腹圧というコルセット」ができて、さぼっている筋肉に効果的にムチを打つことができます。５秒腰トレを行う際にも、「逆腹式呼吸」を取り入れて、より効果をアップさせましょう。

「5秒腰トレ」の呼吸法

1

鼻から大きく息を吸い、お腹を凹ませる。

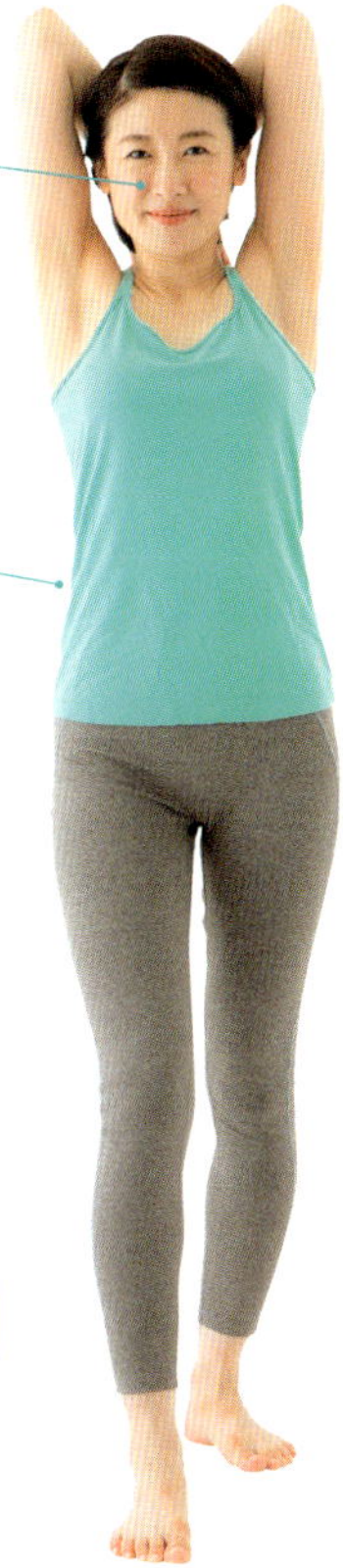
鼻から
息を吸う
お腹を
凹ませる

横から見ると…

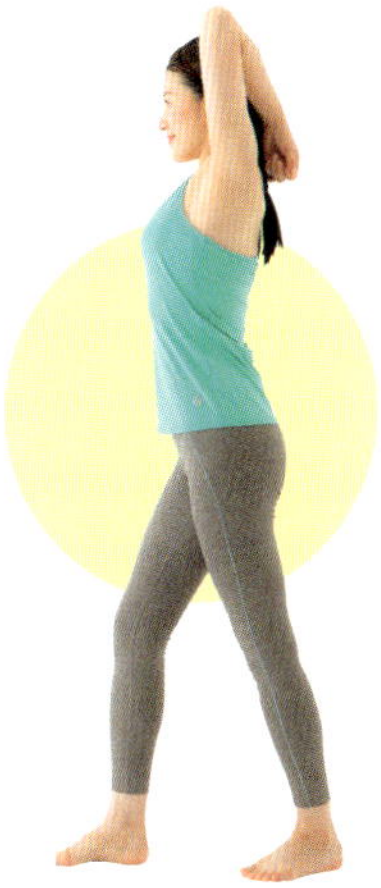

2

筋トレ中はお腹に力を入れ、口からゆっくり息を吐きながら、お腹をふくらます。

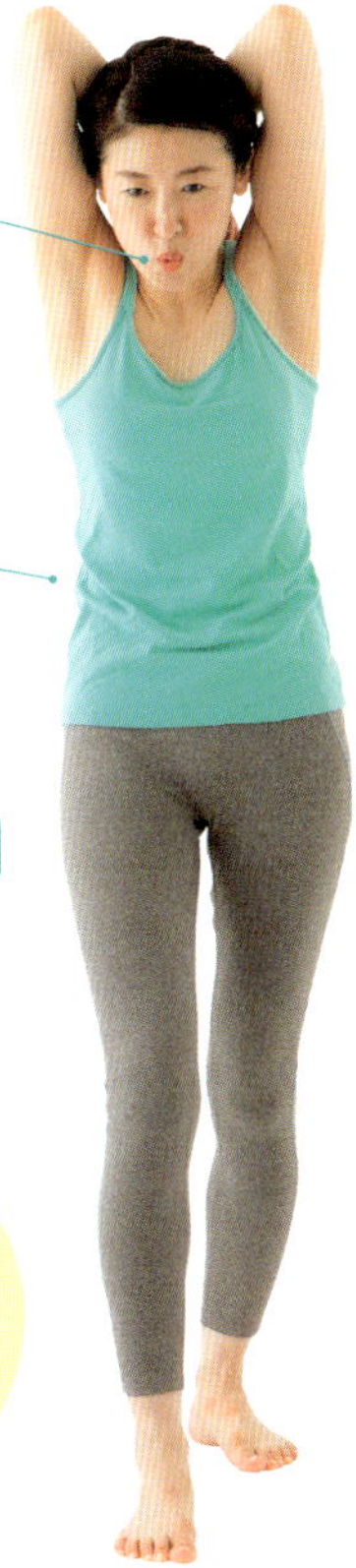
口から
息を吐く
お腹に力を
入れる

横から見ると…

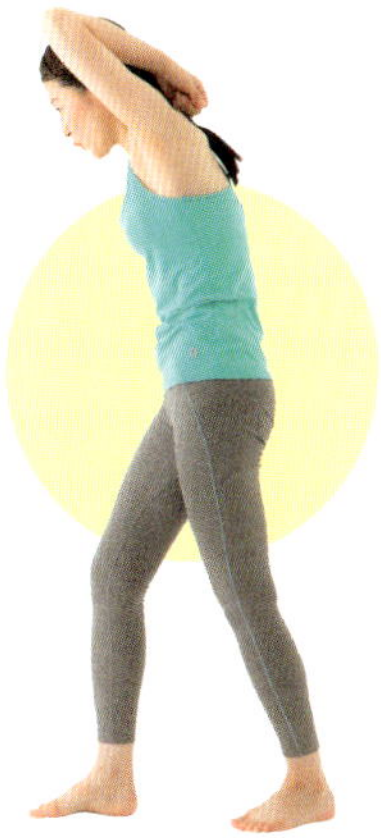

日常生活の中で、筋肉のバランスを整える

20代の頃、スポーツクラブで指導をしていたときのことです。お客さまから「松井くんは、すごくゆっくり座るけど、どうして?」と聞かれたことがあります。よく気付かれたなと思いました。座るという日常のさり気ない動作なのですが、意識的にゆっくり座るようにしていたからです。

ドスッと勢いよく座ると、椎間板《ついかんばん》に衝撃を与えますが、太ももの筋肉を使ってゆっくり座ると、筋肉を鍛えられるのです。日々の生活の中で、自分の身体を「監視」して、よいと思ったことはやり続けることが大切です。

「若いときにスポーツをしていたから、筋肉が十分についている」と過信している人を多く見かけます。しかし、残念ながら筋肉は貯金できません。学生時代に野球やサッカーをしていたとしても、社会人になって何もしなければ、筋肉は落ちていきます。筋肉には日常生活以上の負荷を与え続けなければ、ベストな状態は保てないのです。

まずは、1日1回でもよいので、自分の身体と向き合う習慣をつけましょう。たとえば、全身がうつる鏡の前に立って、観察するだけでもよいのです。そこからが、腰痛克服のスタートラインになります。

1日1回、鏡の前に立ち、姿勢をチェック！

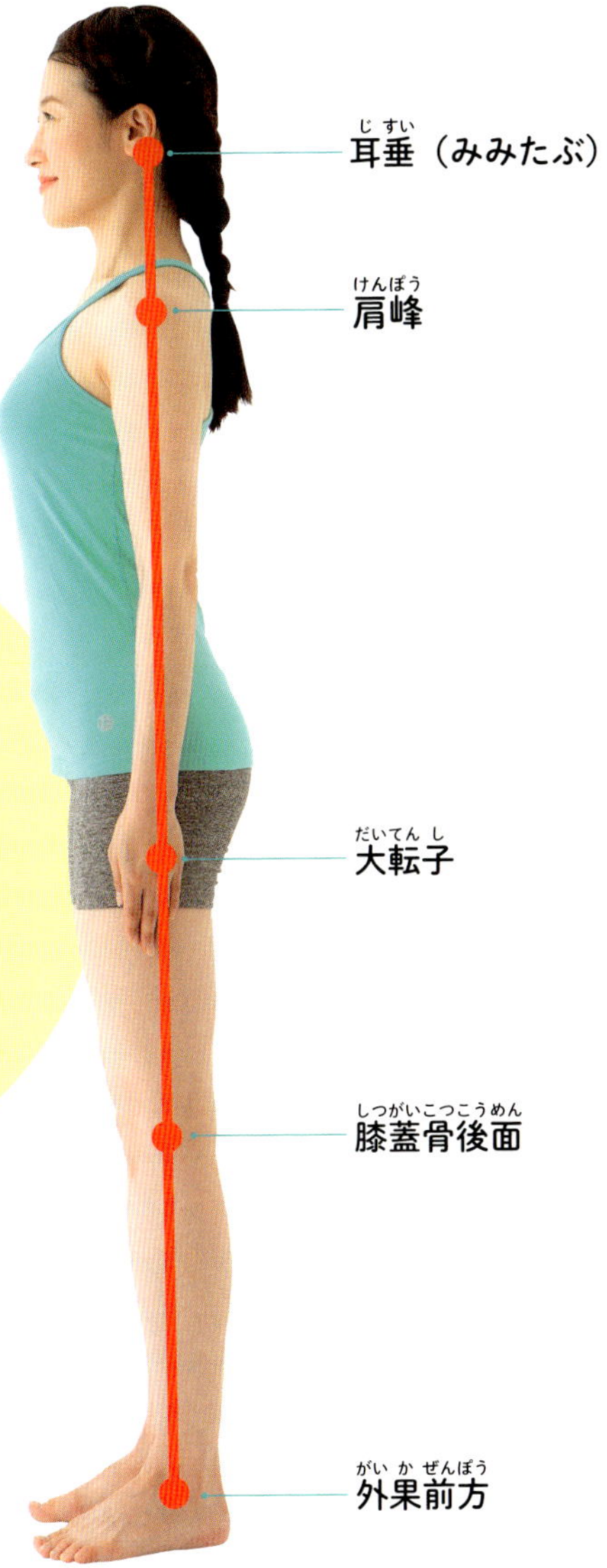

　鏡に向かって横向きに立ったとき、耳垂から外果前方まで、1本の線でまっすぐ結べるのが理想です。

　鏡に向かって正面に立ち、顔、肩、腰の位置の左右バランスをチェックすることも忘れずに。

腰に負担をかける、立ち居振舞い

日常の何気ない姿勢や動作が、筋肉のバランスを崩し、腰痛を引き起こす原因になります。

スマートフォンを見る（座る）

スマートフォンに集中する

首や肩の筋肉が前傾して固まり、腰が後ろへ傾き、腰に負担をかける。

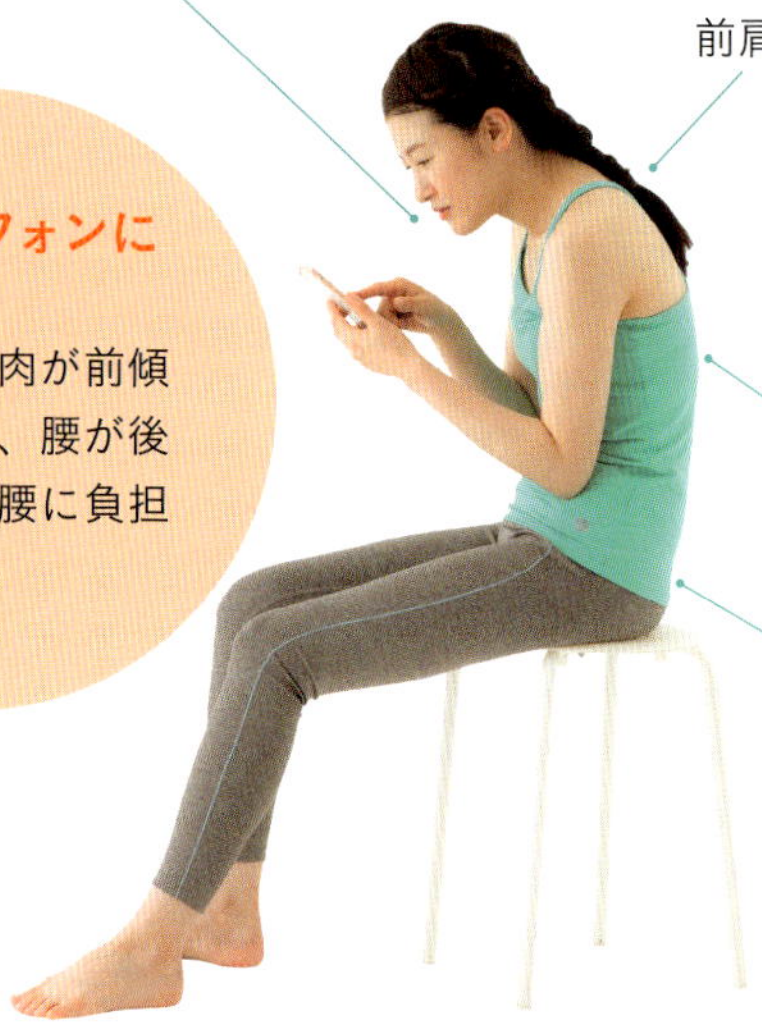

あごや首が
前に出る
前肩になる
背中が
丸くなる
腰が
後傾する

スマートフォンを見る（立つ）

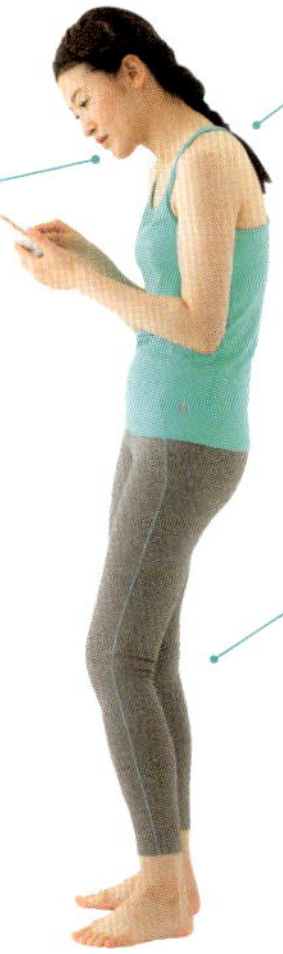

前肩になる
あごや首が
前に出る
背中が丸くなる
ひざが曲がり、
全身の重心が
後傾する

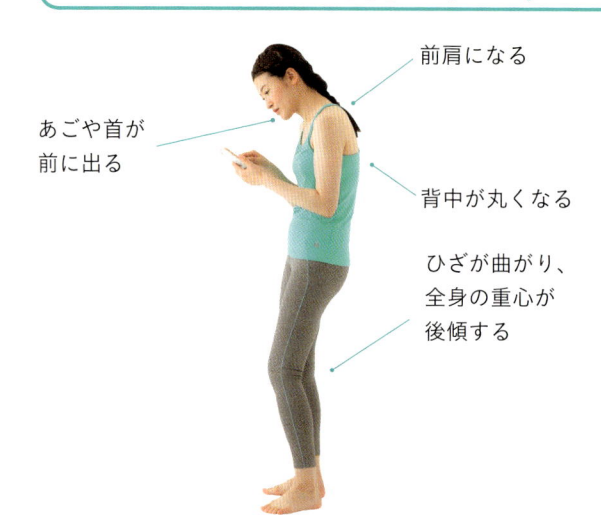

椅子に座る

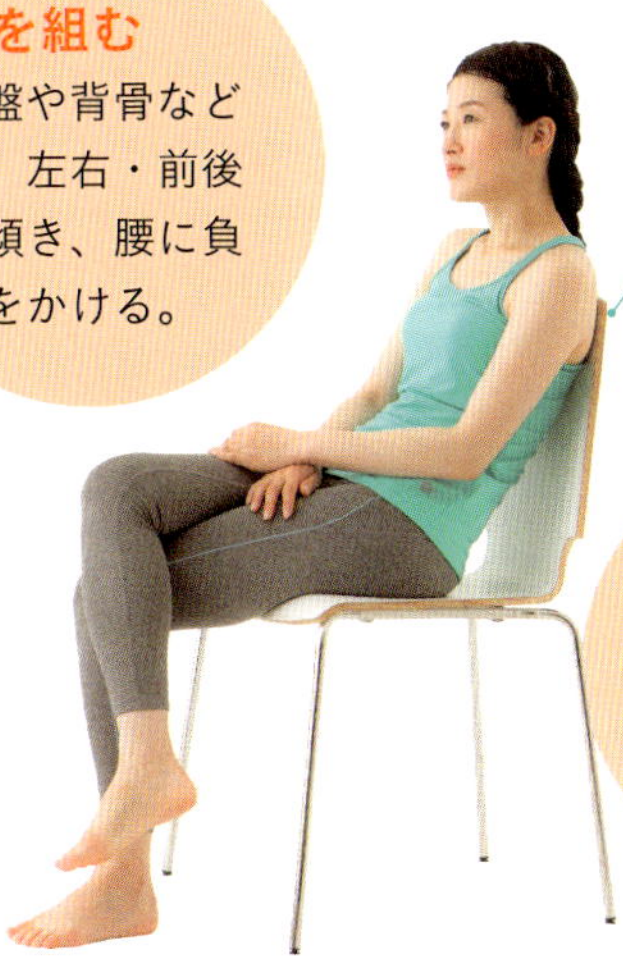
背中が
丸くなる

脚を組む

骨盤や背骨などが、左右・前後へ傾き、腰に負担をかける。

浅く座る

骨盤が後ろへ傾き、腰に負担をかける。

ショルダーバッグをかける

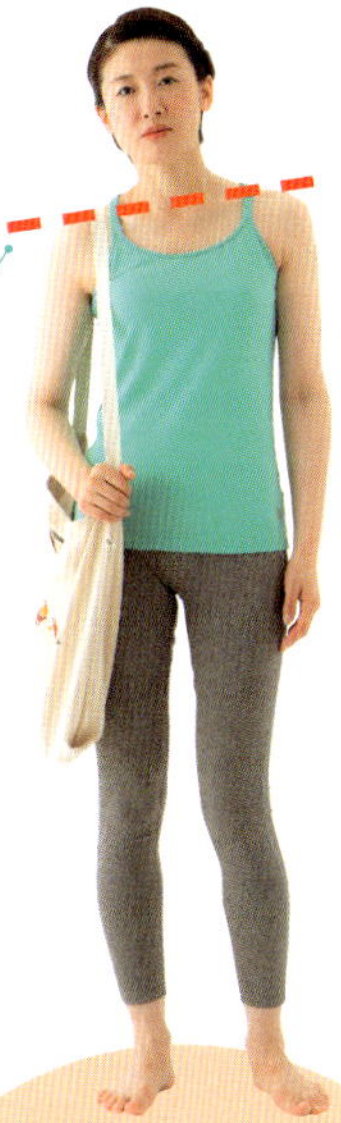
片方の肩が下がる

片方の肩だけにかける

ショルダーバッグは、右や左など片方の肩にばかりかけ続けると、腰の左右バランスが崩れ、腰に負担をかける。

パソコンに向かう

座りながら上半身をひねる

上半身はパソコンに向け、身体を左にひねる動作を続けると、身体の右側が下がり、腰に負担をかける。

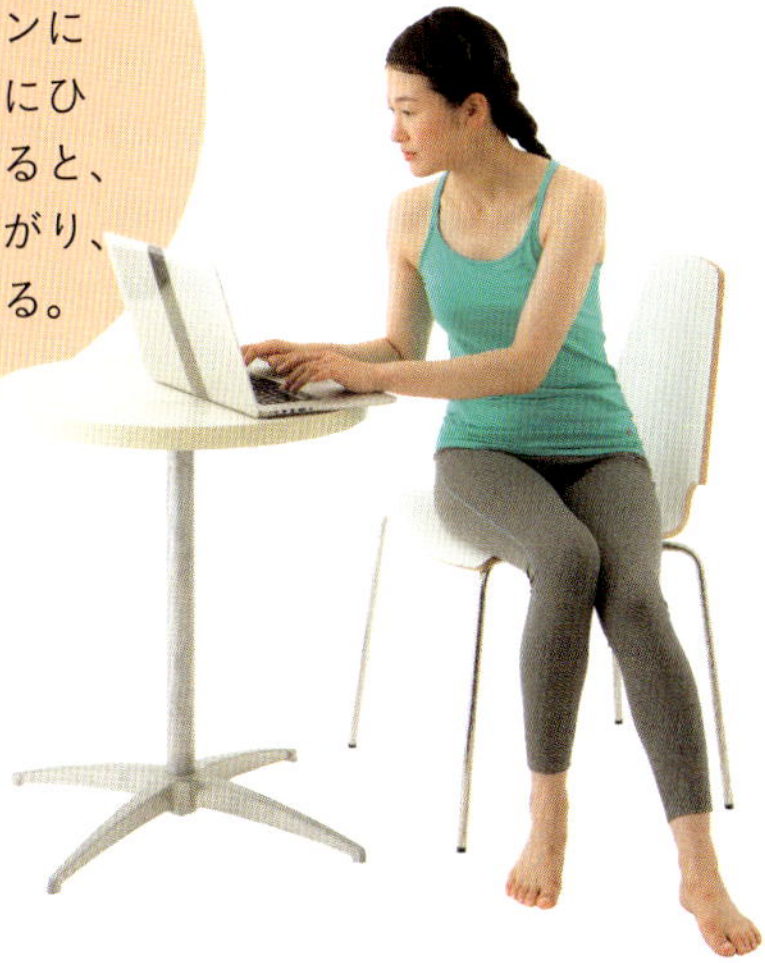

毎日のプチトレで、筋肉を「監視」し続ける

タオルやバランスボールを使って、仕事をしながら、テレビを観ながら、プチトレーニングができます。

タオルを太ももの間にはさむ

脚の左右からタオルを締めつけることで、内転筋《ないてんきん》（→ P.57）が鍛えられます。

POINT

毎朝、メールチェックのときに必ず行うなど、ルーティンにすると、続けやすいです。

上から見ると…

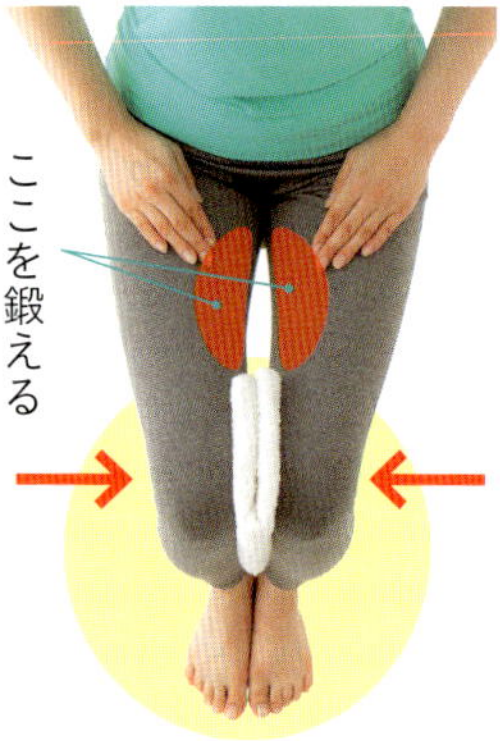

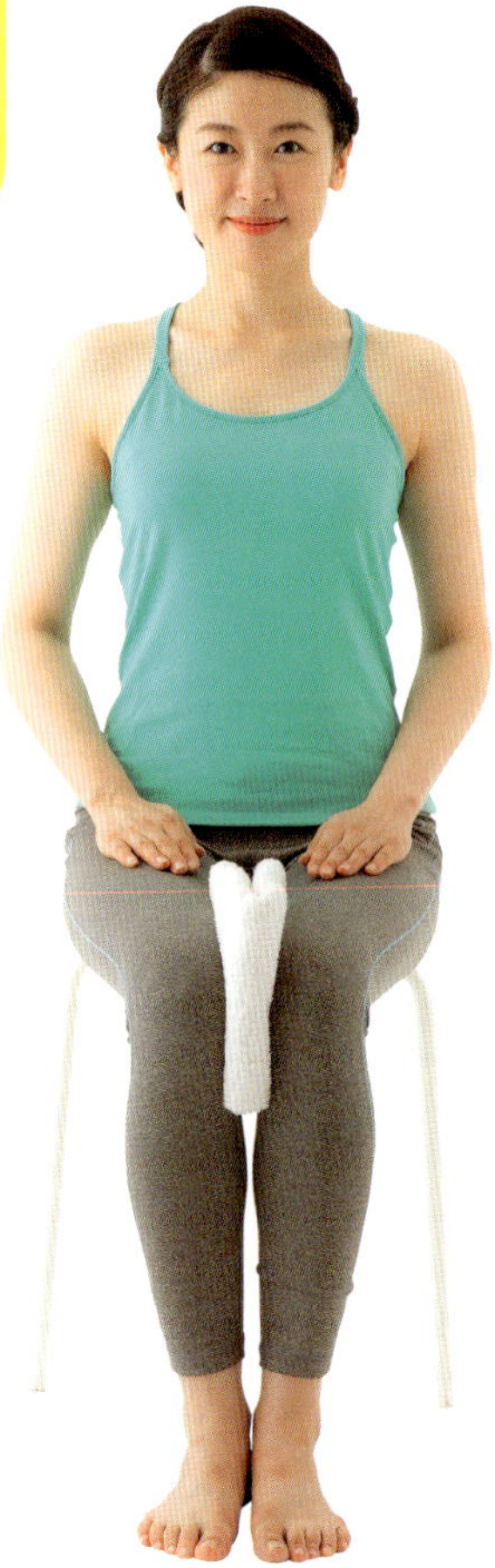

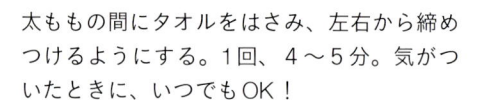

太ももの間にタオルをはさみ、左右から締めつけるようにする。1回、４～５分。気がついたときに、いつでもOK！

バランスボールに座る

身体がグラつかないように配慮することで、筋肉の監視状態を保ちます。

横から見ると…

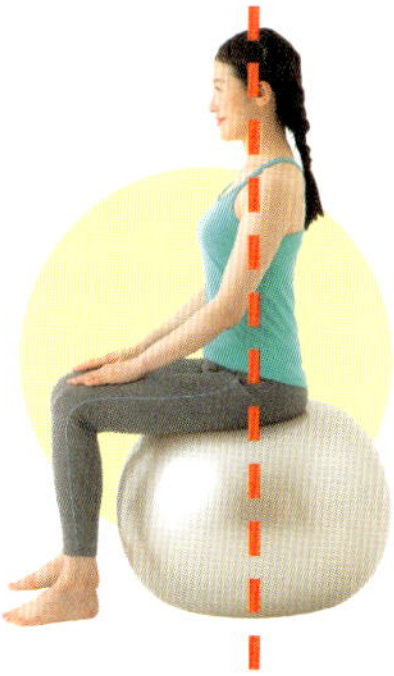

POINT

仕事中、テレビを観ながら……。椅子の代わりに、バランスボールに座る習慣をつけると効果的です。

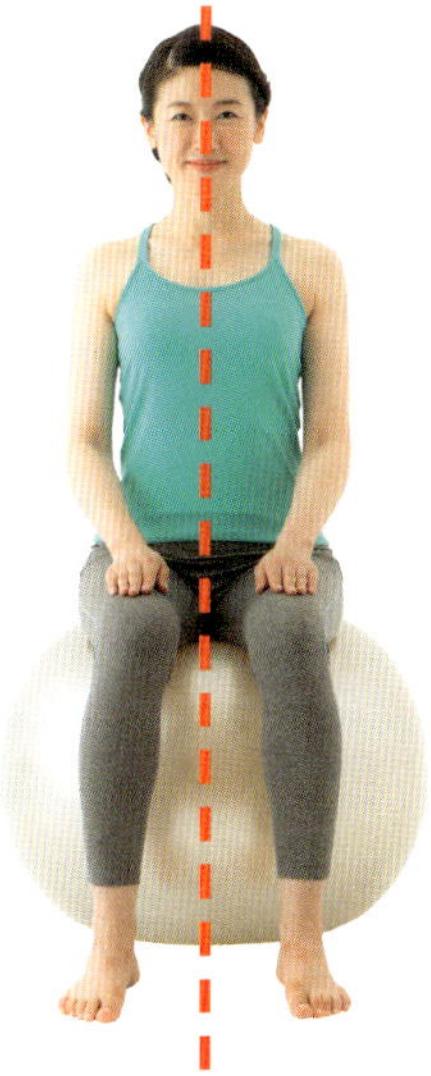

バランスボールの中心に座る。脚は肩幅に開き、骨盤を立てるようにして、背筋は伸ばす。

バランスボールにのる

バランスを保つのが難しい、中級テクニックです。インナーマッスルが鍛えられます。

横から見ると…

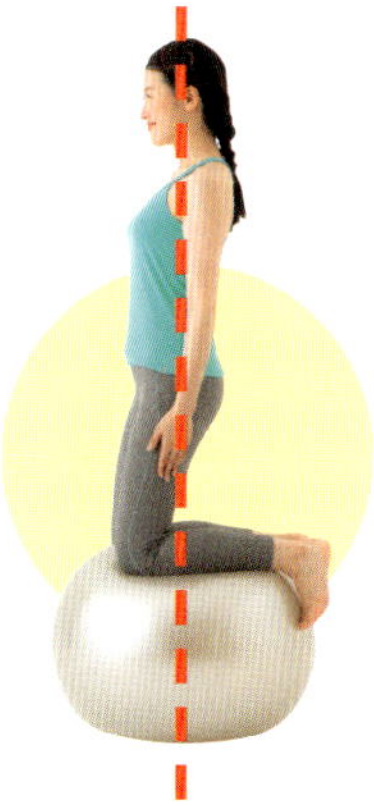

POINT

慣れないと危ないので、近くにつかまるところを見つけるか、介助する人を頼みましょう。

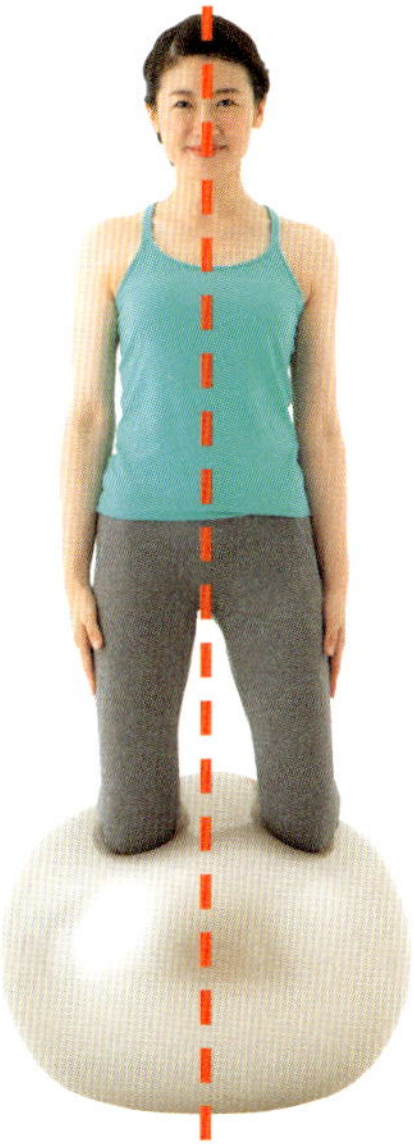

バランスボールの上に、両ひざを肩幅に開いてのる。

COLUMN 1

噛み合わせが悪いと、腰痛の原因にもなる!?

私は、30歳頃に全部の歯列矯正《しれつきょうせい》をしました。上下の歯列矯正にかかった費用は、約100万円にものぼりました。それは、歯並びを治すためでもありましたが、何よりも「腰痛」の因子を一つでも減らしたかったからです。

噛み合わせが悪いと、咀嚼筋《そしゃくきん》（咬筋《こうきん》、側頭筋《そくとうきん》、外側翼突筋《がいそくよくとつきん》、内側翼突筋《ないそくよくとつきん》の４筋で構成）に過度のストレスがかかり、咀嚼筋以外の首の筋肉（僧帽筋《そうぼうきん》、胸鎖乳突筋《きょうさにゅうとつきん》など）にも力が入って肩こりを起こします。

さらに進行すると、首から腰にかけてつながっている腰背部の筋肉（棘筋《きょくきん》、腸肋筋《ちょうろくきん》、最長筋《さいちょうきん》など）にも負担を及ぼし、「腰痛」を引き起こしてしまうのです。

もし、あなたの「腰痛」が、噛み合わせの悪さからくるものだとしたら……。まずは、歯医者さんで検査を受け、しっかりと歯並びを治した上で、本書の腰痛対策トレーニングをしていただければ、あなたの「腰痛」は、劇的にラクになるでしょう！

PART 2

ストレッチで、筋肉を伸ばす・ほぐす

ストレッチには、ダイナミック（動的）ストレッチと、
スタティック（静的）ストレッチの2種類があります。
ストレッチは多くやり過ぎたからといって、
悪いものではないので、
特に何セットとは決めず、入念に行ってください。

※筋肉の全身図→ p.57

ダイナミックストレッチ01

「お尻」を伸ばす

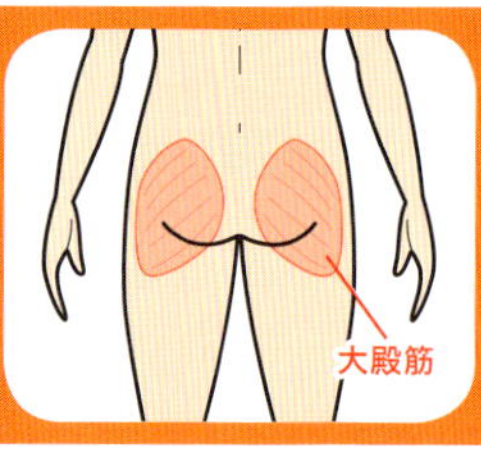
大殿筋

1

脚は肩幅に開いて立つ。両腕を上げ、ばんざいのポーズにし、逆腹式呼吸で大きく息を吸う。

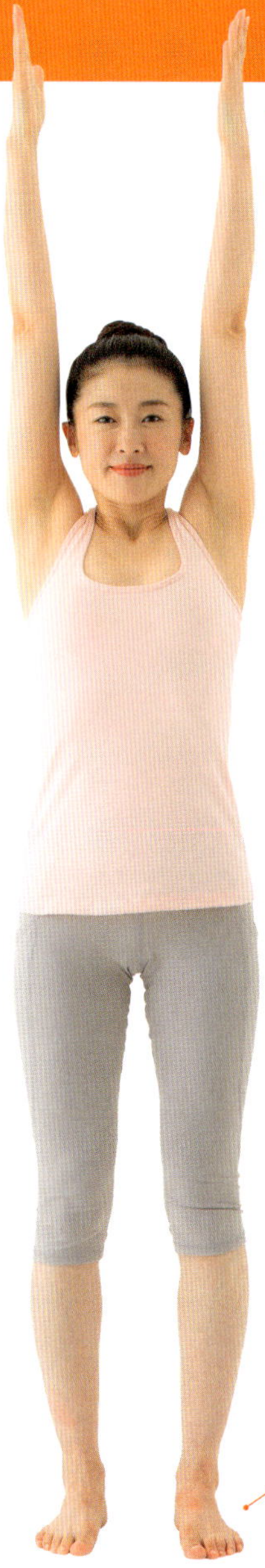
天井から指先が引っ張られるような感じで行う
脚は肩幅に開く

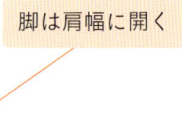

横から見ると…

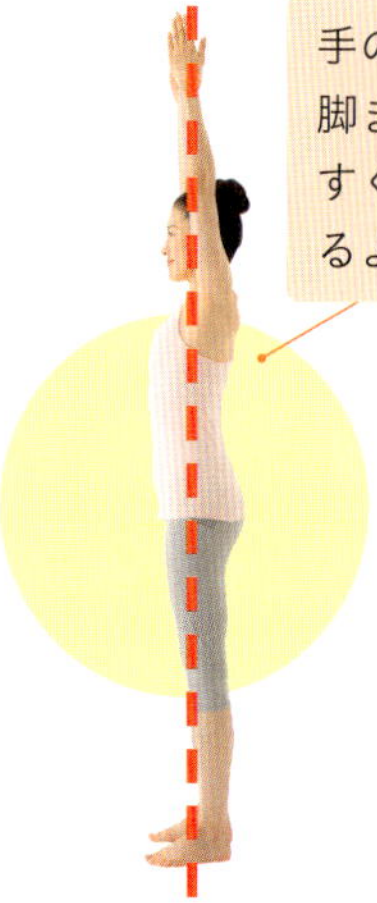
手の指先から脚まで、まっすぐな線になるように

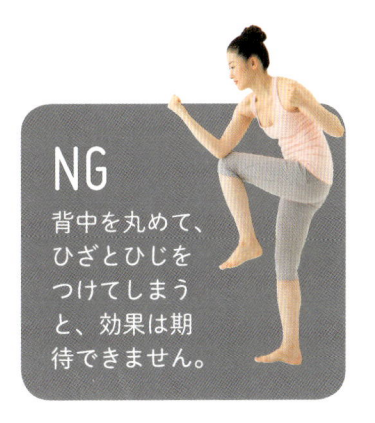

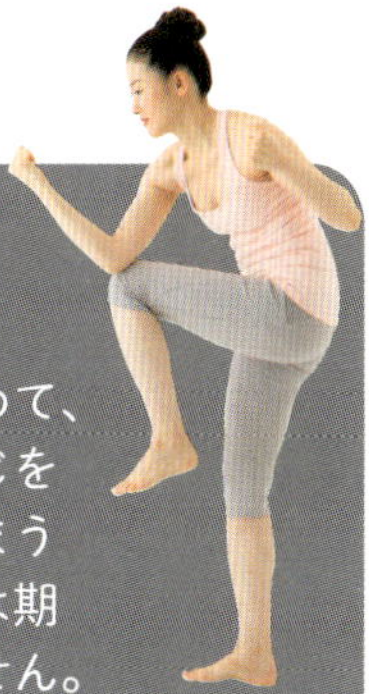

NG
背中を丸めて、ひざとひじをつけてしまうと、効果は期待できません。

横から見ると…

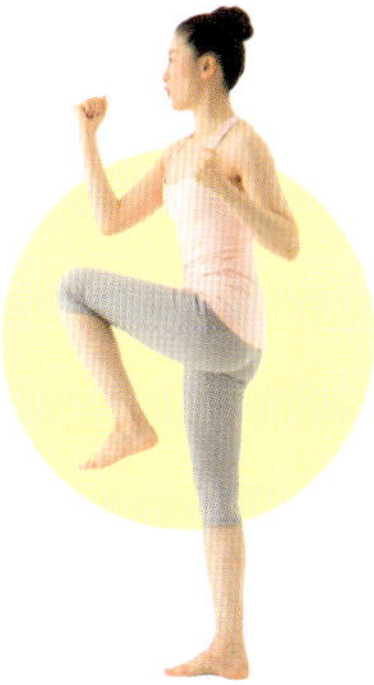

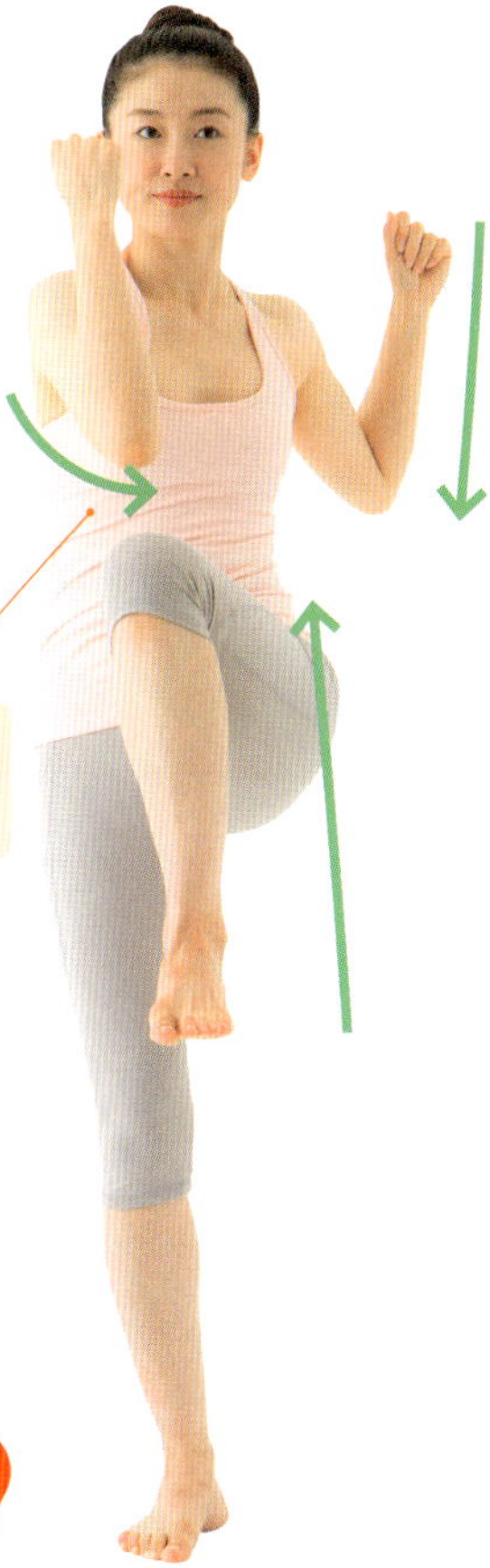
ひじとひざを
近づけるように

2

両手はグーにし、左ひじは外側へ曲げて下げ、右ひじは内側へ曲げて下げる。左太ももは高く上げ、右ひじと左ひざを近づけるようにして５秒キープ。ゆっくり息を吐く。

横から見ると…

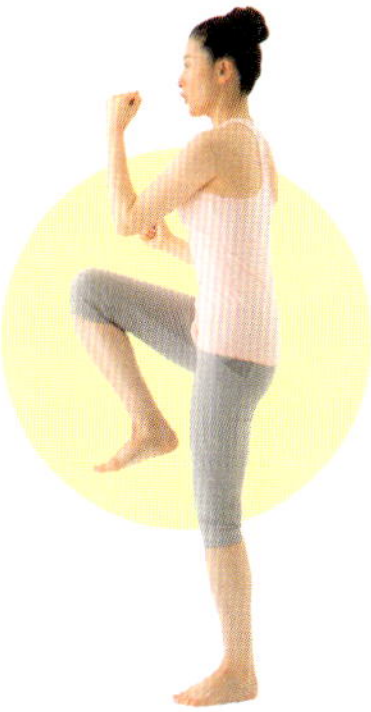

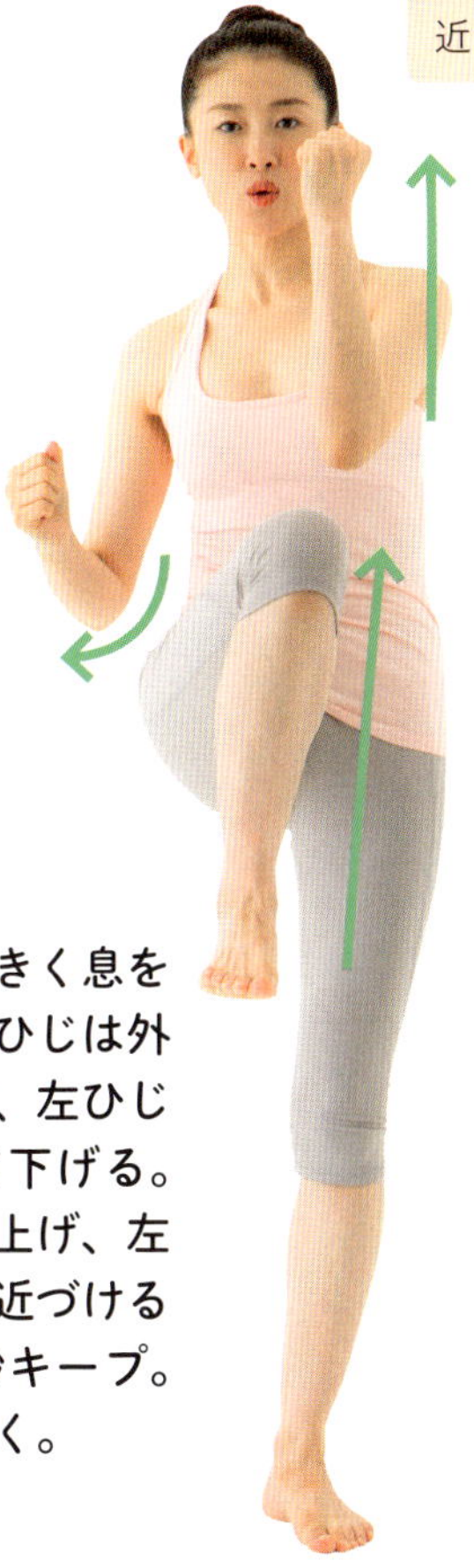

3

逆腹式呼吸で大きく息を吸いながら、右ひじは外側へ曲げて下げ、左ひじは内側へ曲げて下げる。右太ももは高く上げ、左ひじと右ひざを近づけるようにして５秒キープ。ゆっくり息を吐く。

ダイナミックストレッチ02

「お尻」を伸ばす

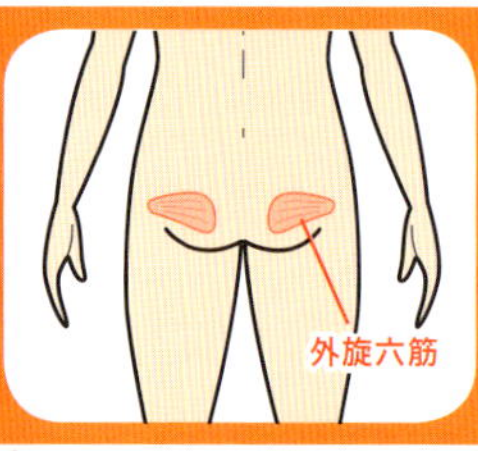

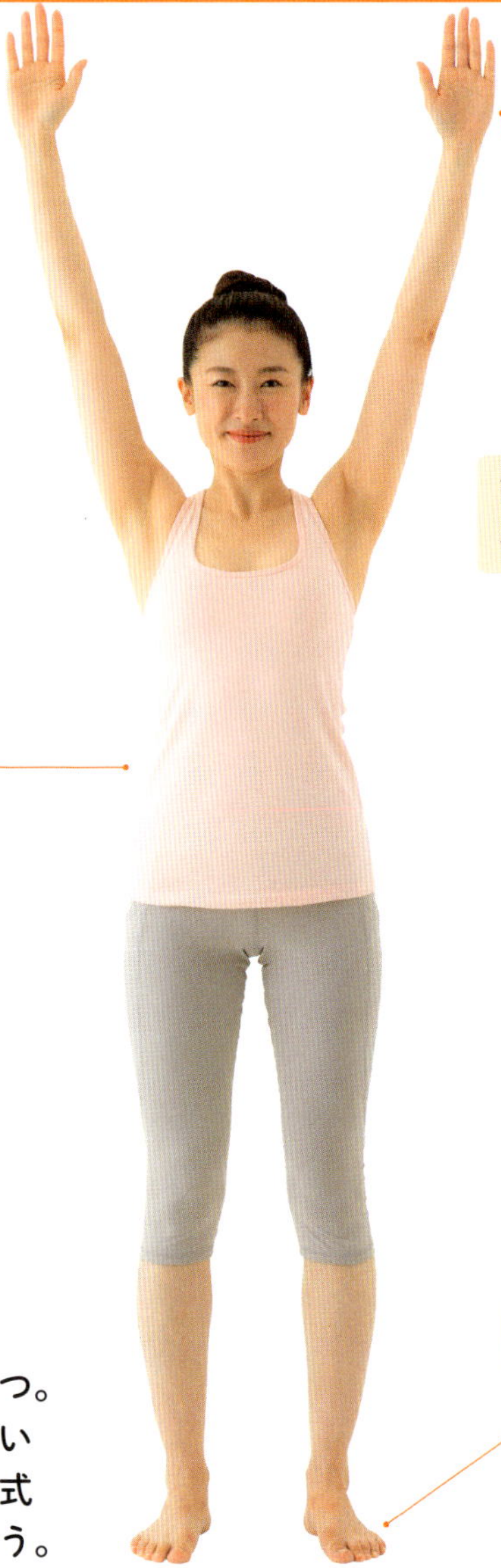

両手の指は軽く広げ、
手の平は前へ向ける

腰は曲げない

脚は肩幅に開く

1

脚は肩幅に開いて立つ。両腕を上げ、ばんざいのポーズにし、逆腹式呼吸で大きく息を吸う。

NG

ももを上げ過ぎて、背中を丸めると、効果は期待できません。

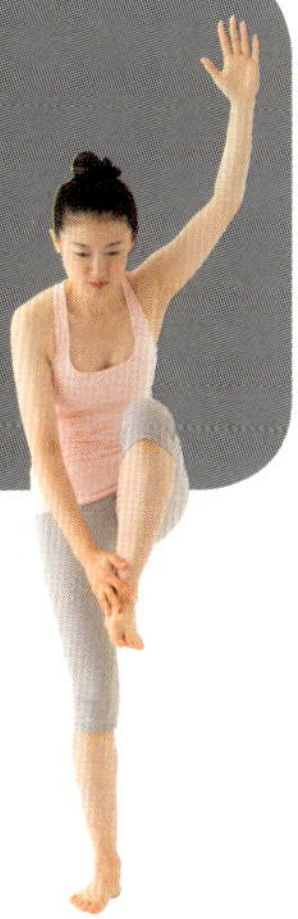

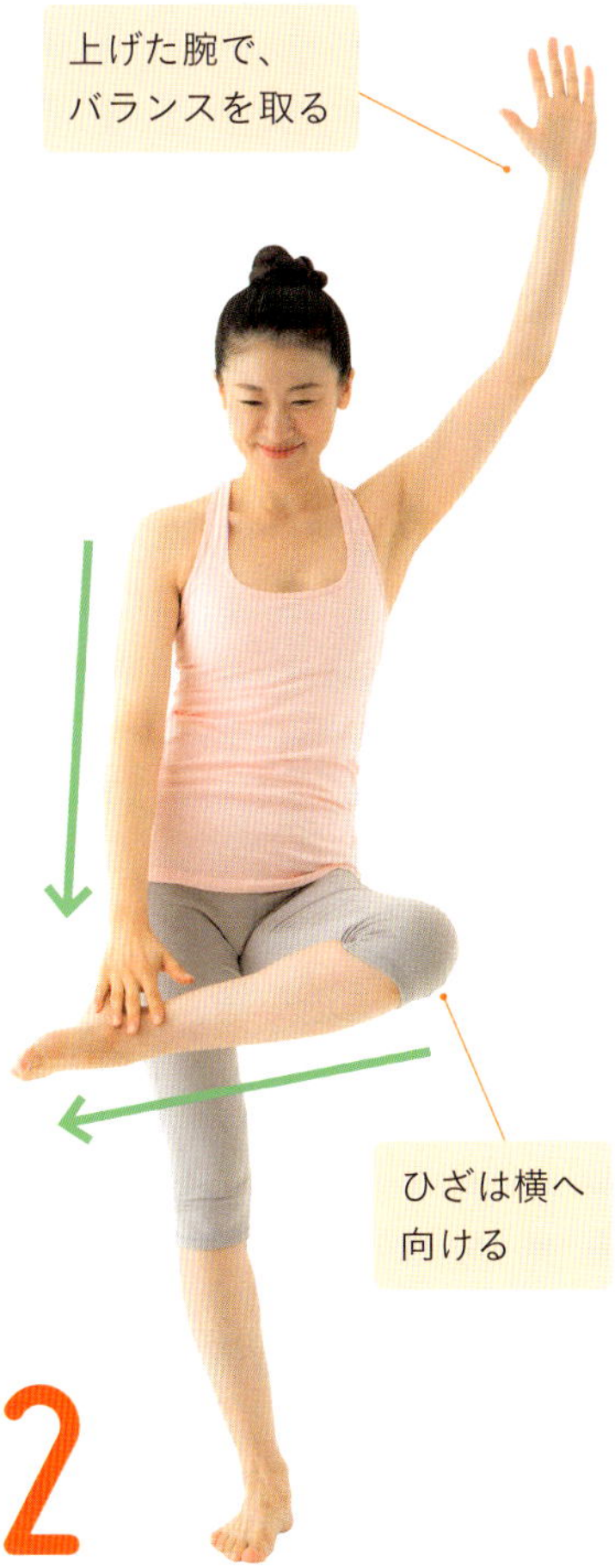
上げた腕で、
バランスを取る
ひざは横へ
向ける

2

左腕は上げたまま、左脚のひざを曲げ、右手を左足首にあて、息を止めずに５秒キープ。息をゆっくり吐く。

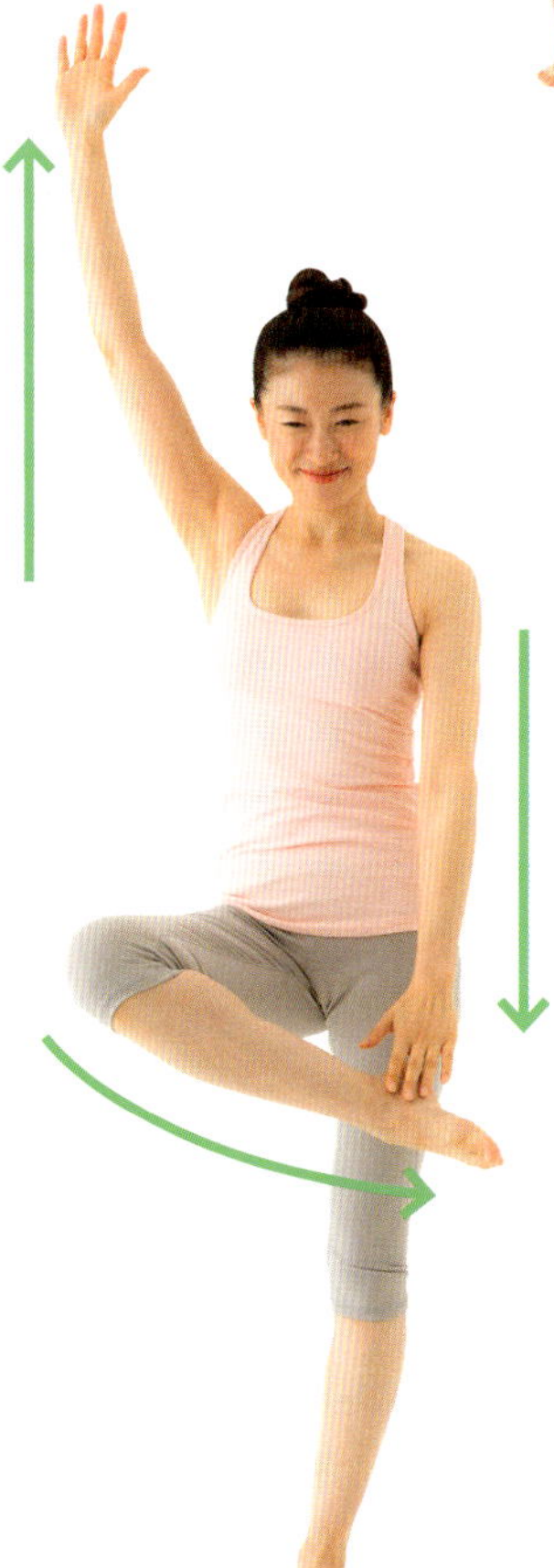

3

逆腹式呼吸で大きく息を吸いながら、右腕は上げて右脚のひざを曲げ、左手を右足首にあて、息を止めずに５秒キープ。ゆっくり息を吐く。

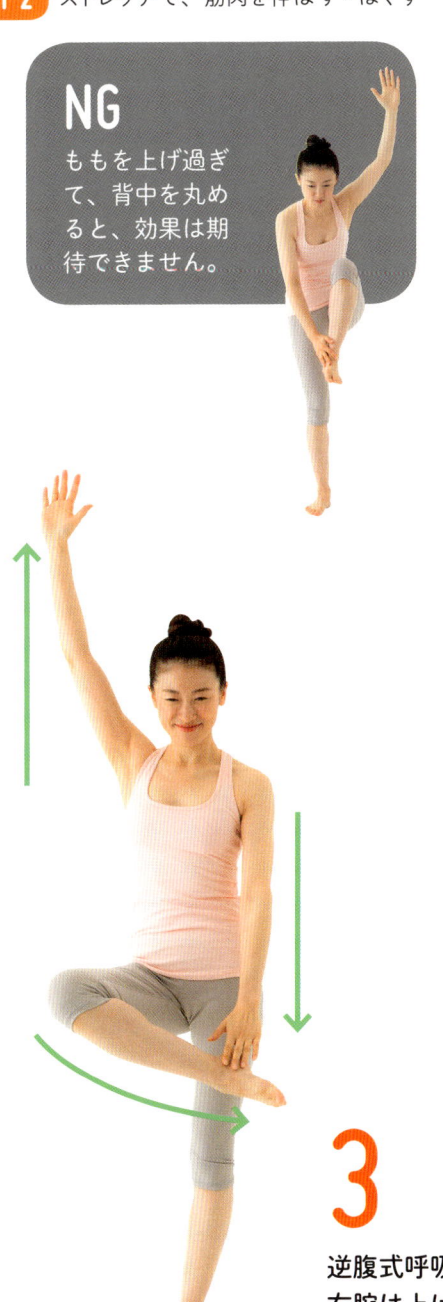

ダイナミックストレッチ03

「太もも」を伸ばす

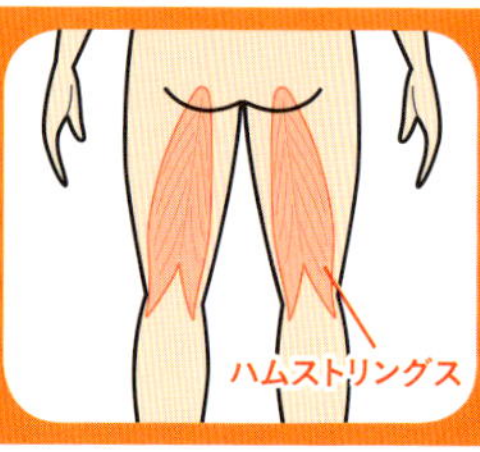

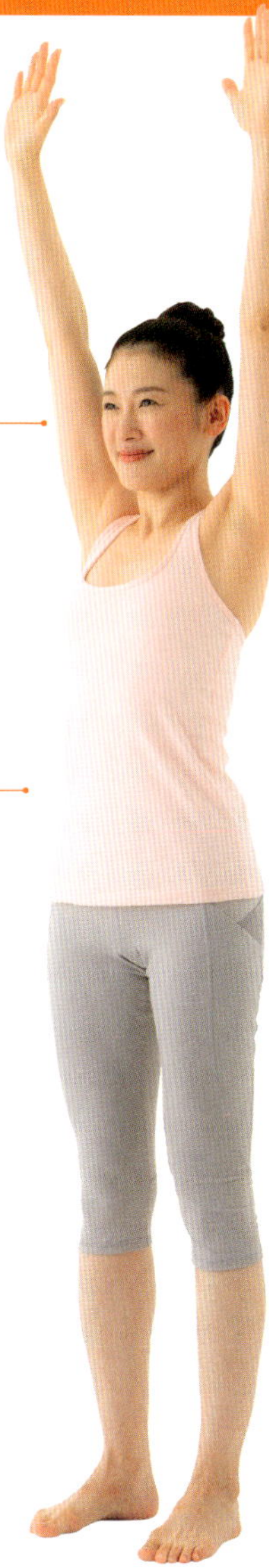

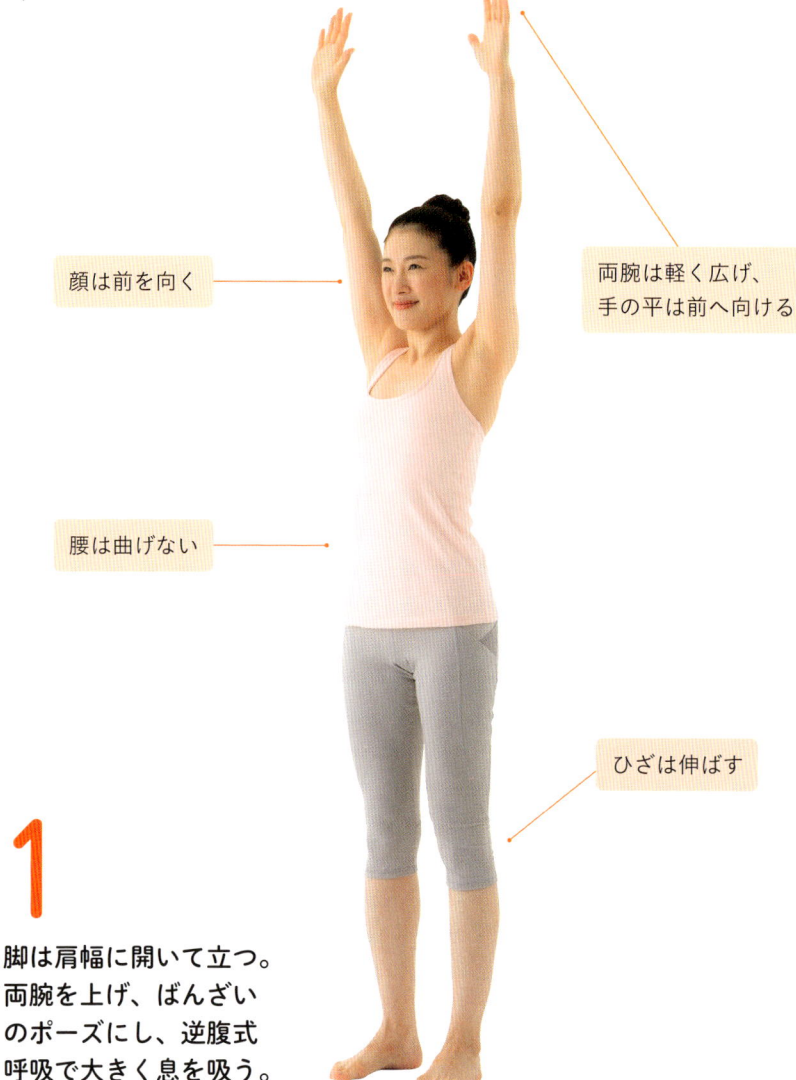

顔は前を向く

両腕は軽く広げ、
手の平は前へ向ける

腰は曲げない

ひざは伸ばす

1

脚は肩幅に開いて立つ。両腕を上げ、ばんざいのポーズにし、逆腹式呼吸で大きく息を吸う。

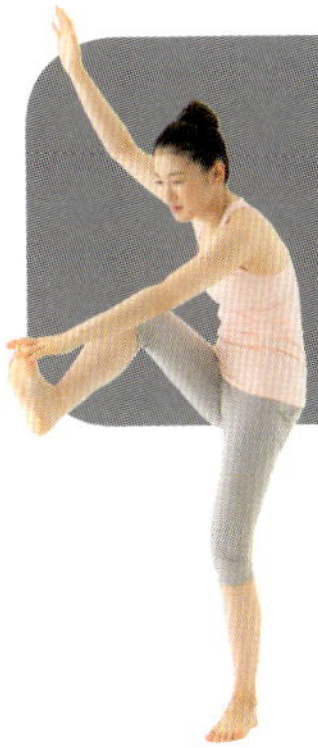

NG
上げた脚のひざを曲げると、
効果は期待できません。

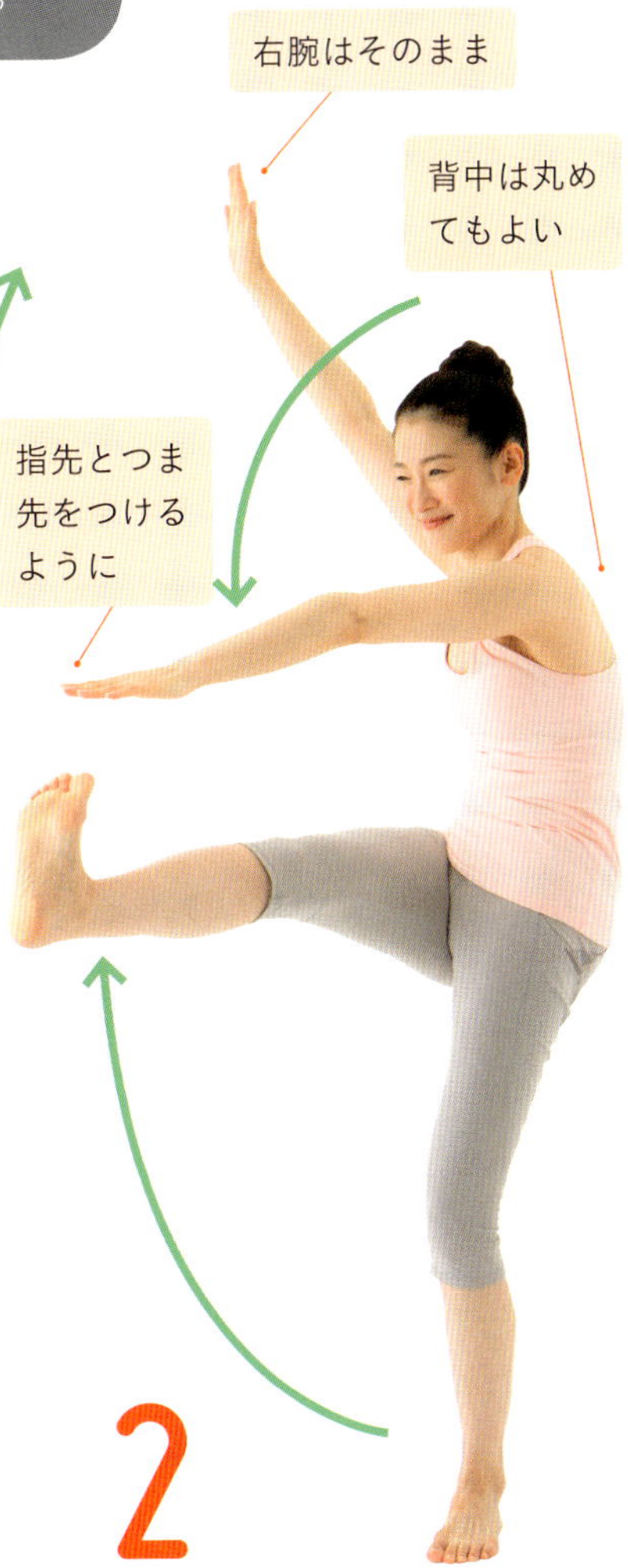
右腕はそのまま
背中は丸めてもよい
指先とつま先をつけるように

2

左腕は伸ばしたまま肩の位置まで下げ、右脚は床に対して平行になるまで上げて、つま先を立てる。息を止めずに５秒キープ。息をゆっくり吐く。

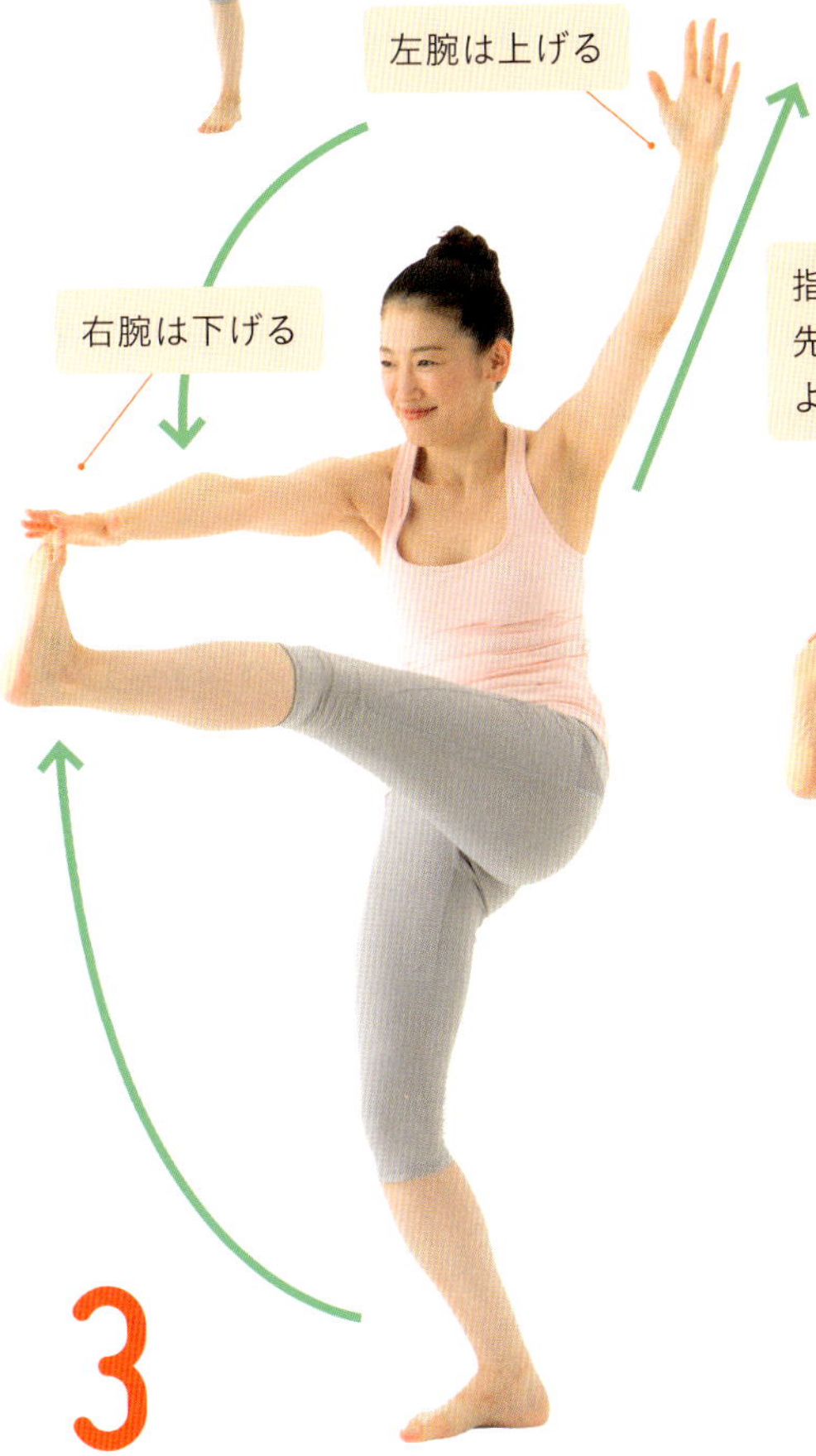
左腕は上げる
右腕は下げる

3

逆腹式呼吸で大きく息を吸いながら、左腕は上げ、右腕は肩まで下げ、左脚は床に対して平行に上げてつま先を立て、息を止めずに５秒キープ。息をゆっくり吐く。

ダイナミックストレッチ04

「背中」を伸ばす

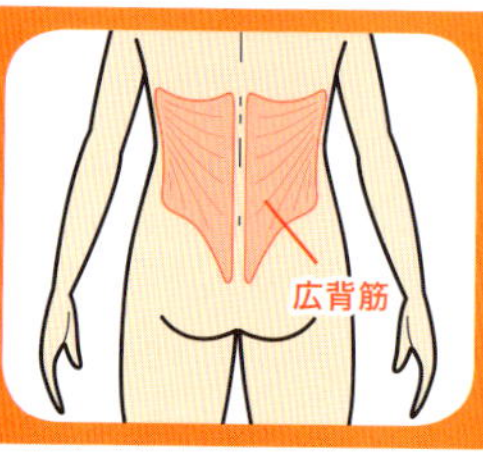
広背筋

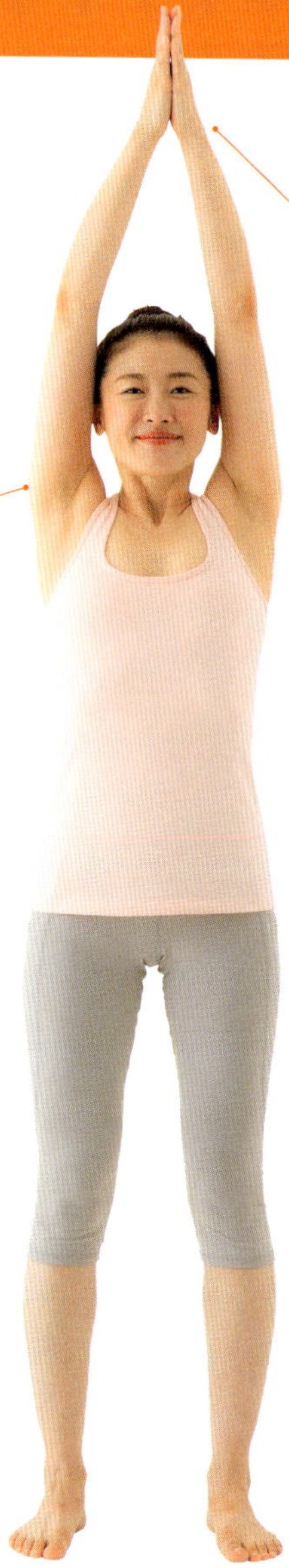
両手の平は、
ぴったりつける
両腕で、
両耳をはさむように

1

脚は肩幅に開いて立つ。逆腹式呼吸で大きく息を吸いながら、両腕は天井へ向けて上げ、息を止めずに5秒キープ。

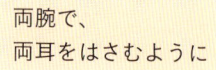

横から見ると…

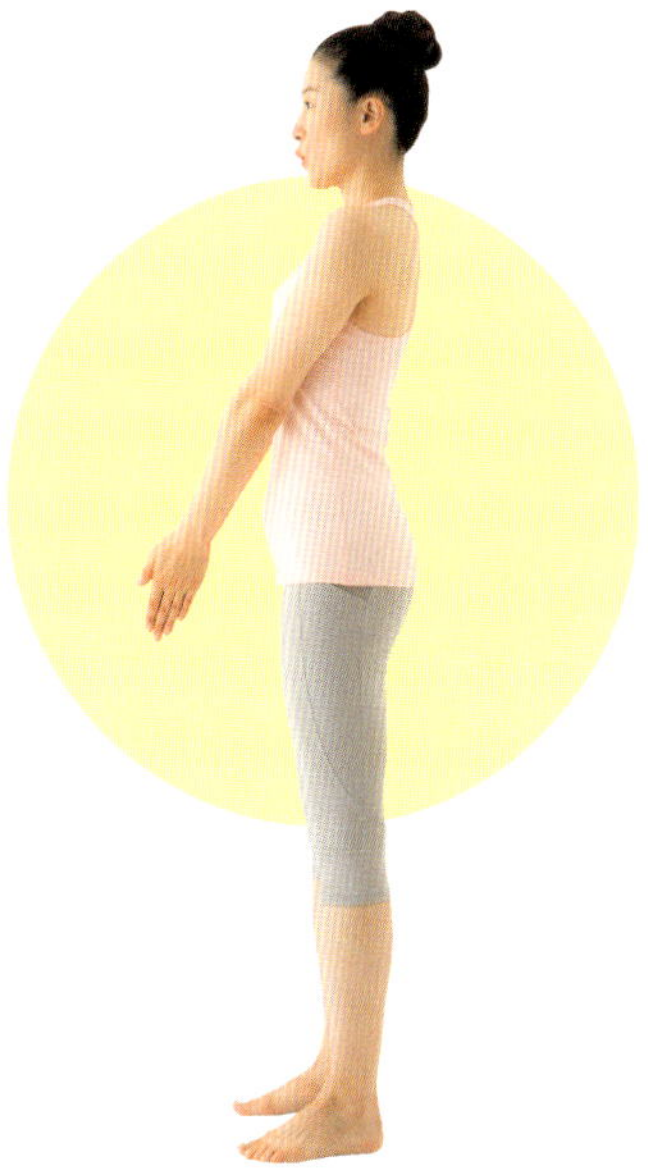

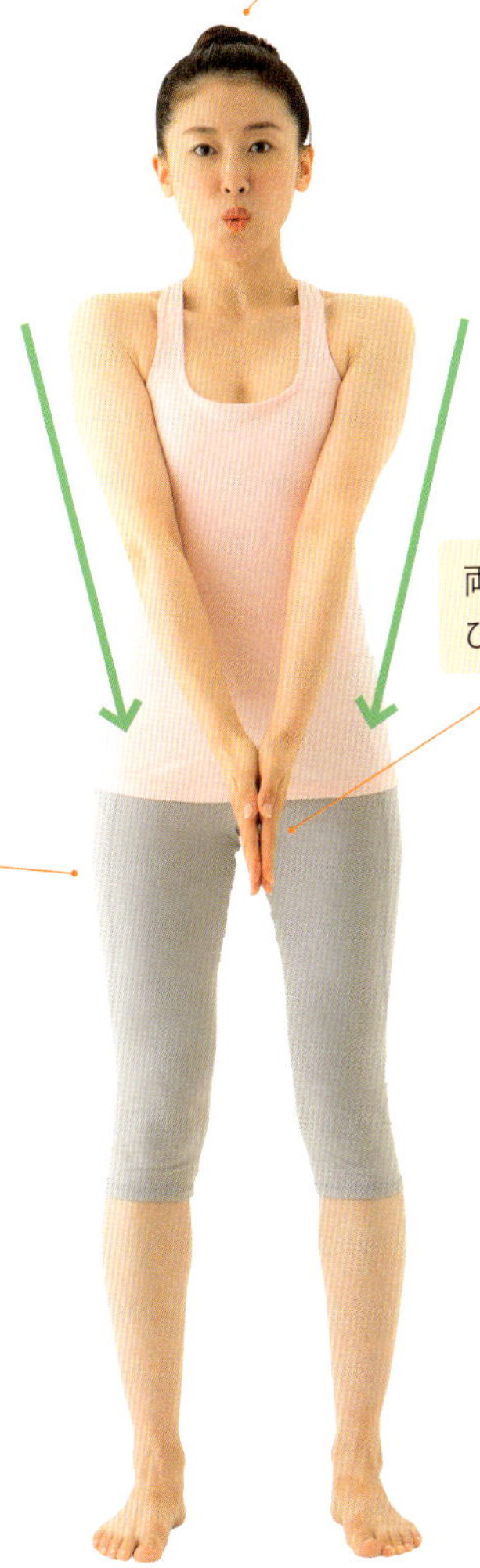
頭は固定したまま
両手の平は、ぴったりつける
下半身は固定したまま

2

ゆっくり息を吐きながら、両腕を下げ、両手の平を合わせ、1へ戻る。

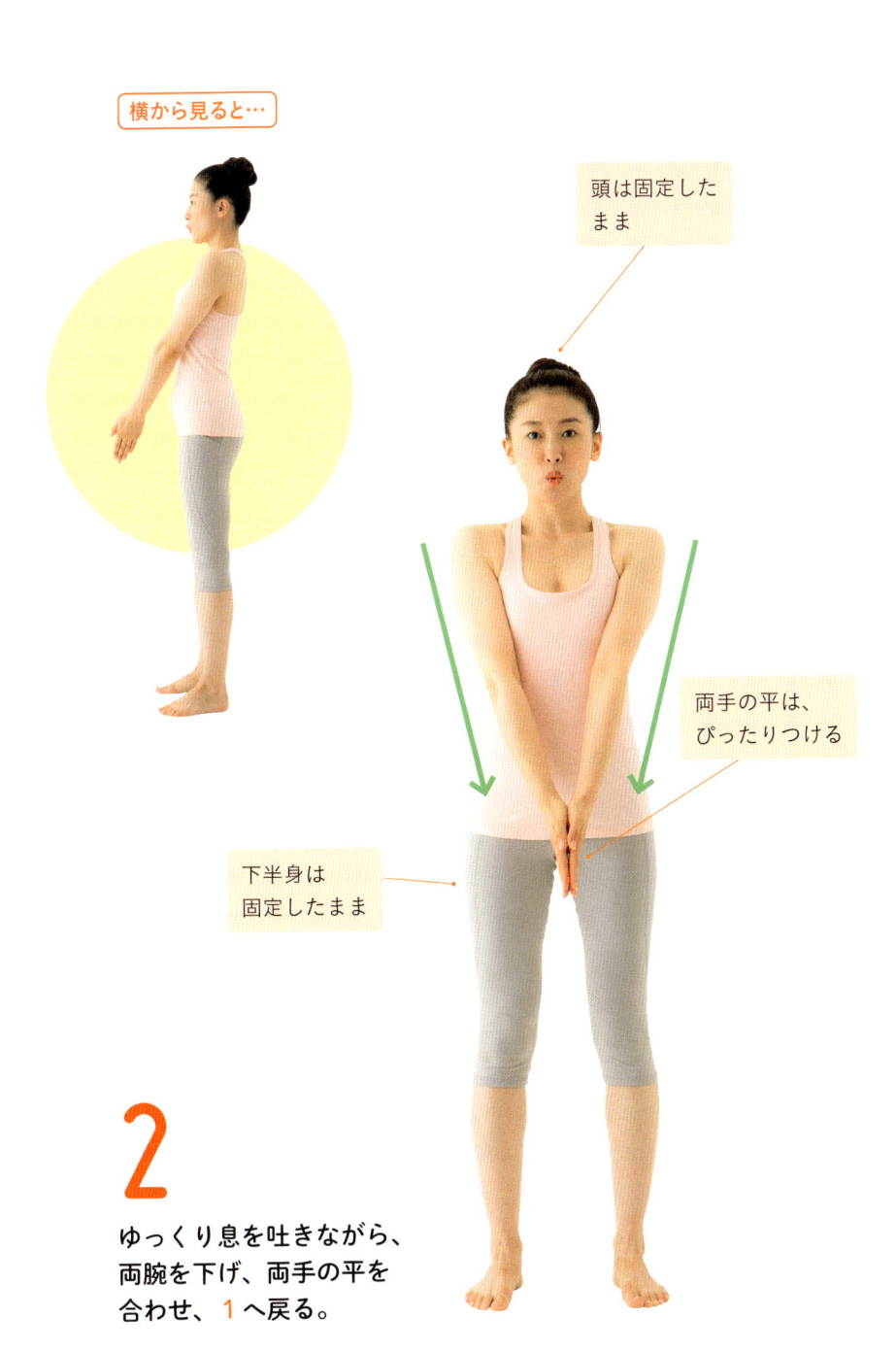

ダイナミックストレッチ 05

「胸」を伸ばす

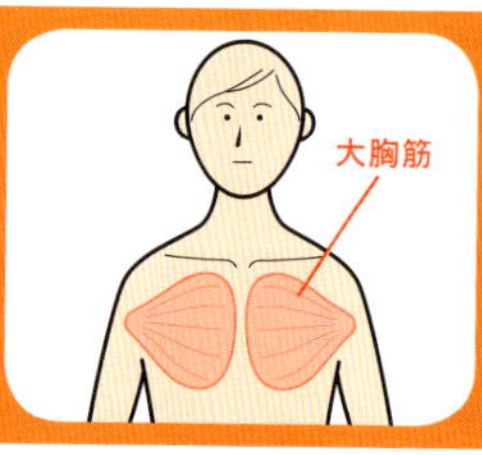

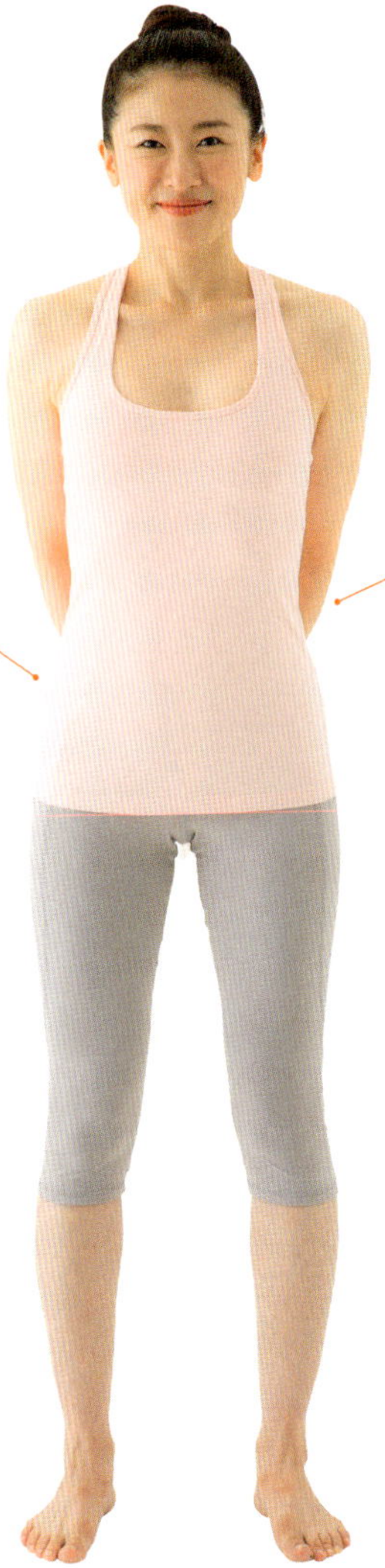

腰はまっすぐにする

両手の平は、後ろでぴったり合わせ、指先は下へ向ける

横から見ると…

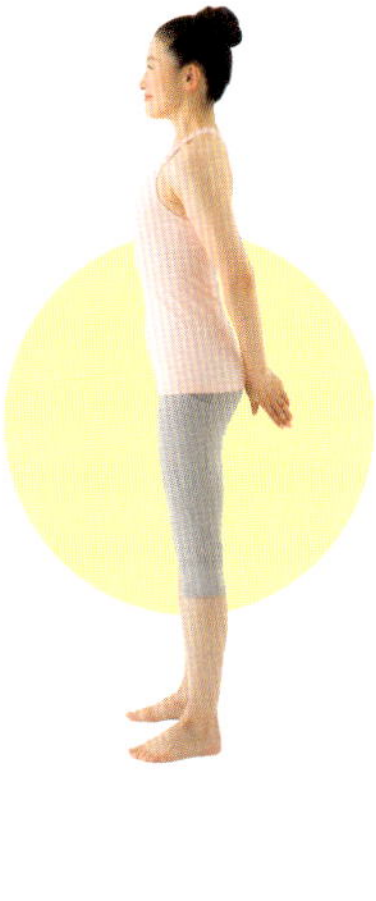

1

脚は肩幅に開いて立つ。両腕は後ろへまわし、両手の平を合わせ、逆腹式呼吸で大きく息を吸う。

脚は肩幅に開く

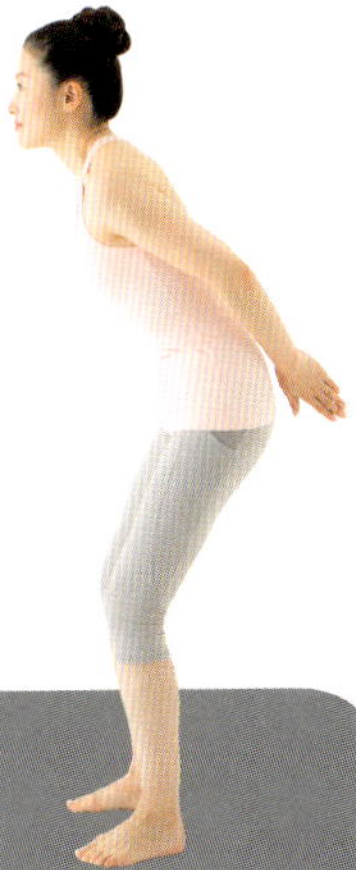

NG

腰を後ろへ引き、ひざを曲げると、効果は期待できません。

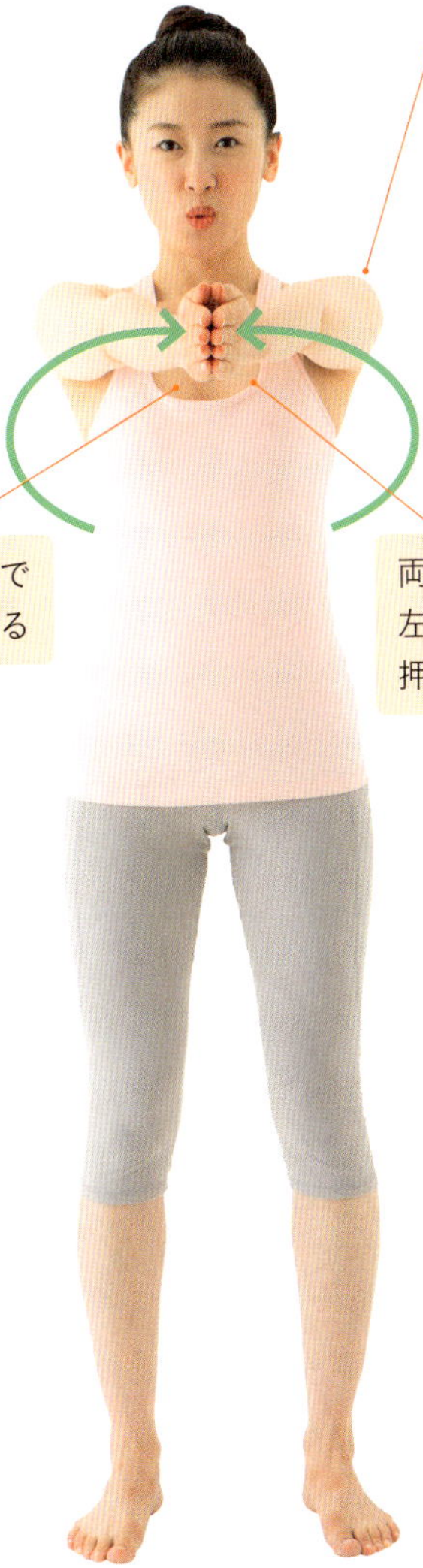
両腕は肩の高さに上げ、床に対して平行にする
両手の平は、前でぴったり合わせる
両手の平を、左右から強く押すようにする

横から見ると…

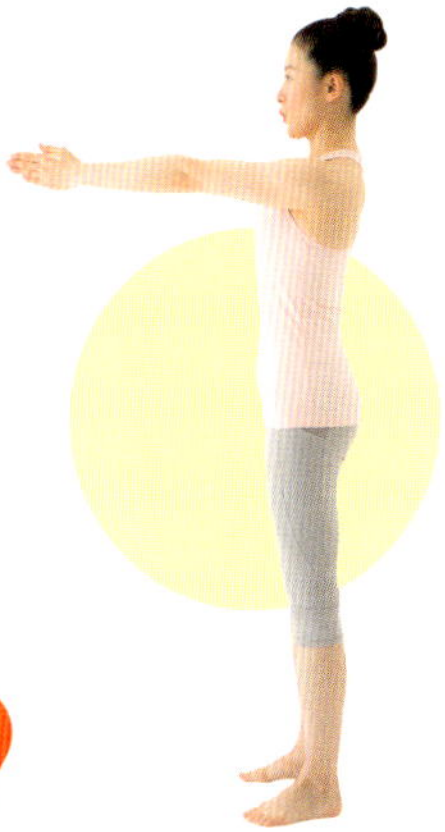

2

両腕は伸ばしたまま前へまわし、肩の高さで、両手の平を左右から強く合わせ、5秒キープ。1へ戻る。

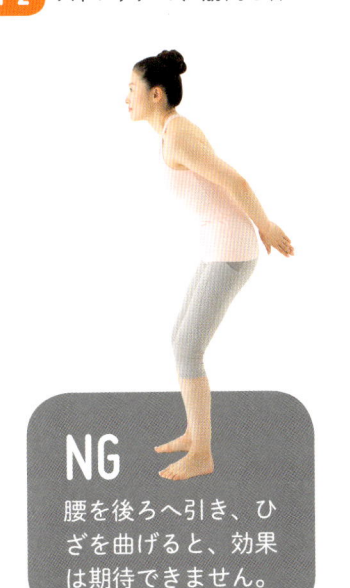

ダイナミックストレッチ06

「お腹」を伸ばす

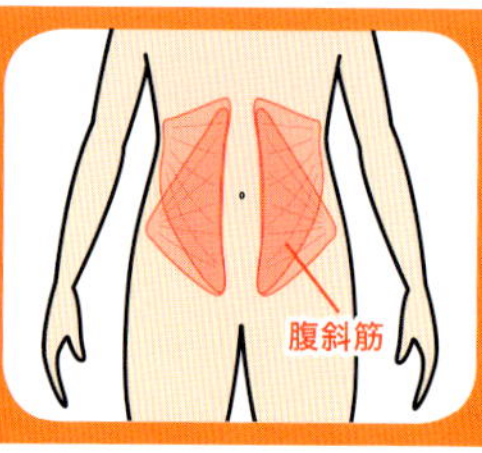
腹斜筋

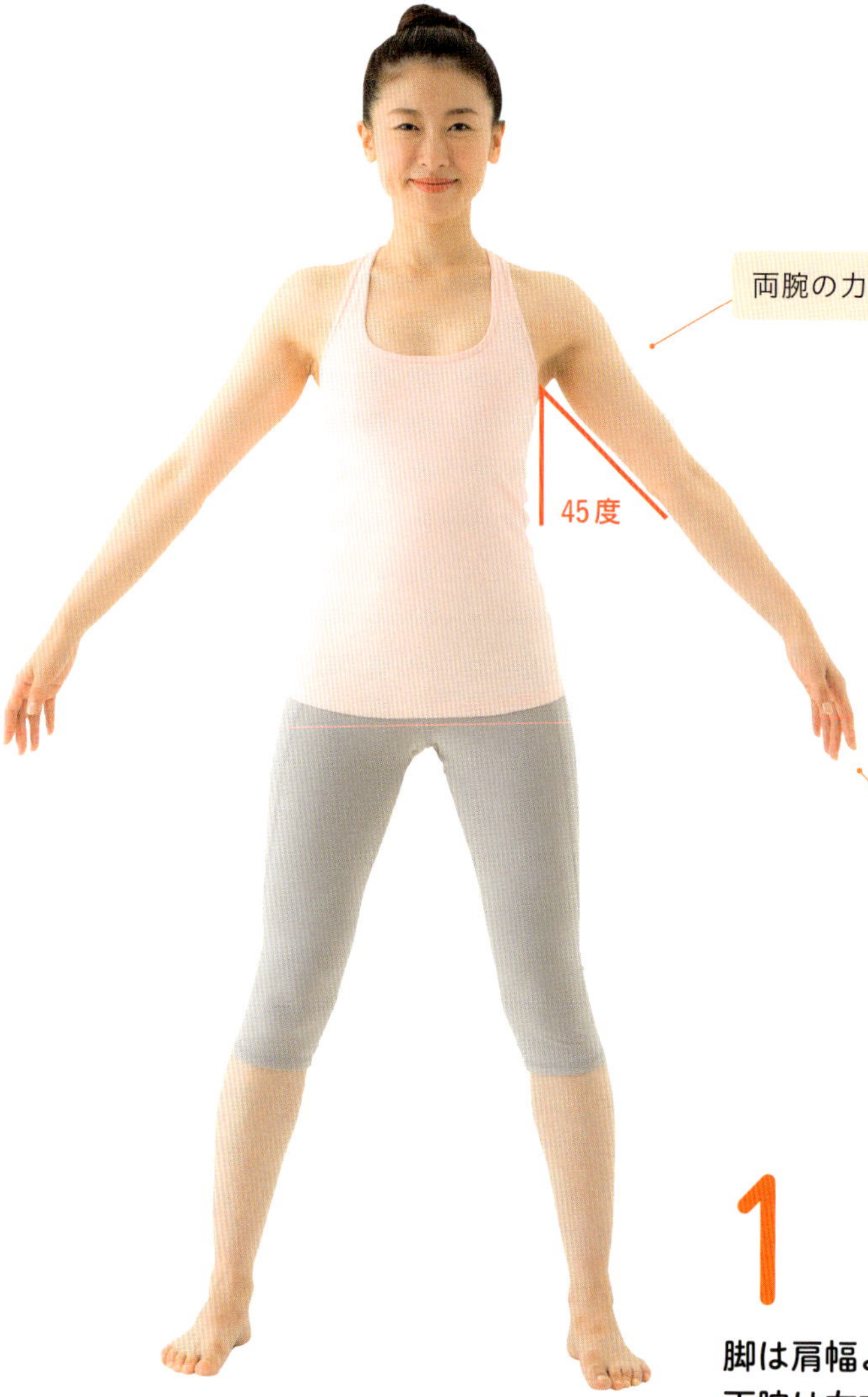
両腕の力を抜く
45度
両手指先は
自然にする

1

脚は肩幅より開いて立つ。
両腕は左右へ開く。

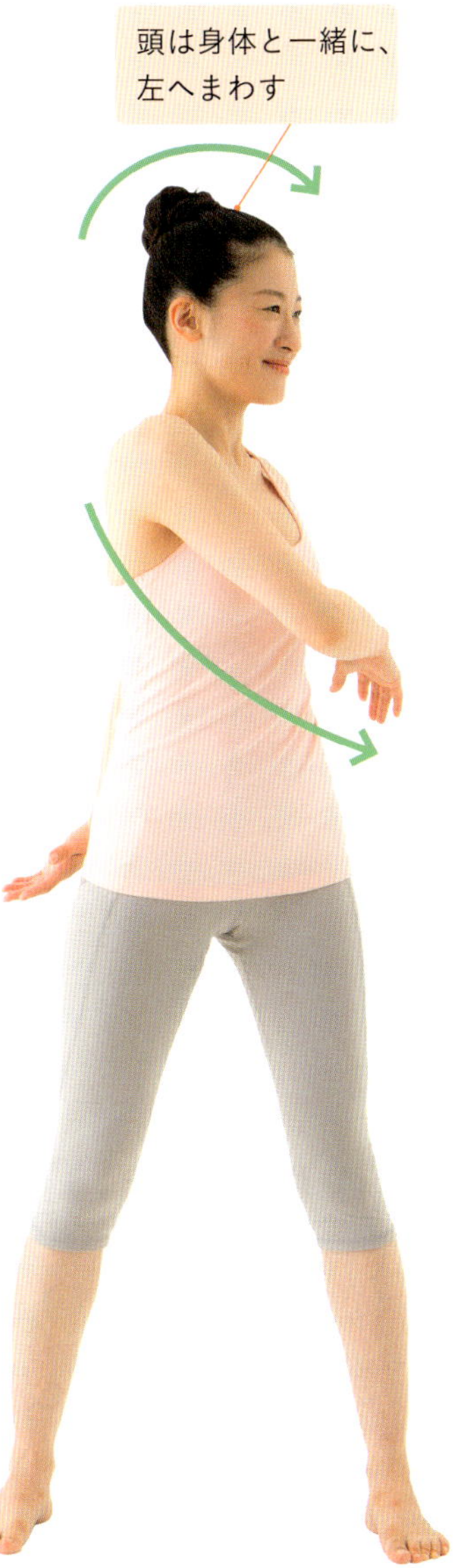
頭は身体と一緒に、
左へまわす

2 自然呼吸で、身体を両腕と一緒に左へまわす。

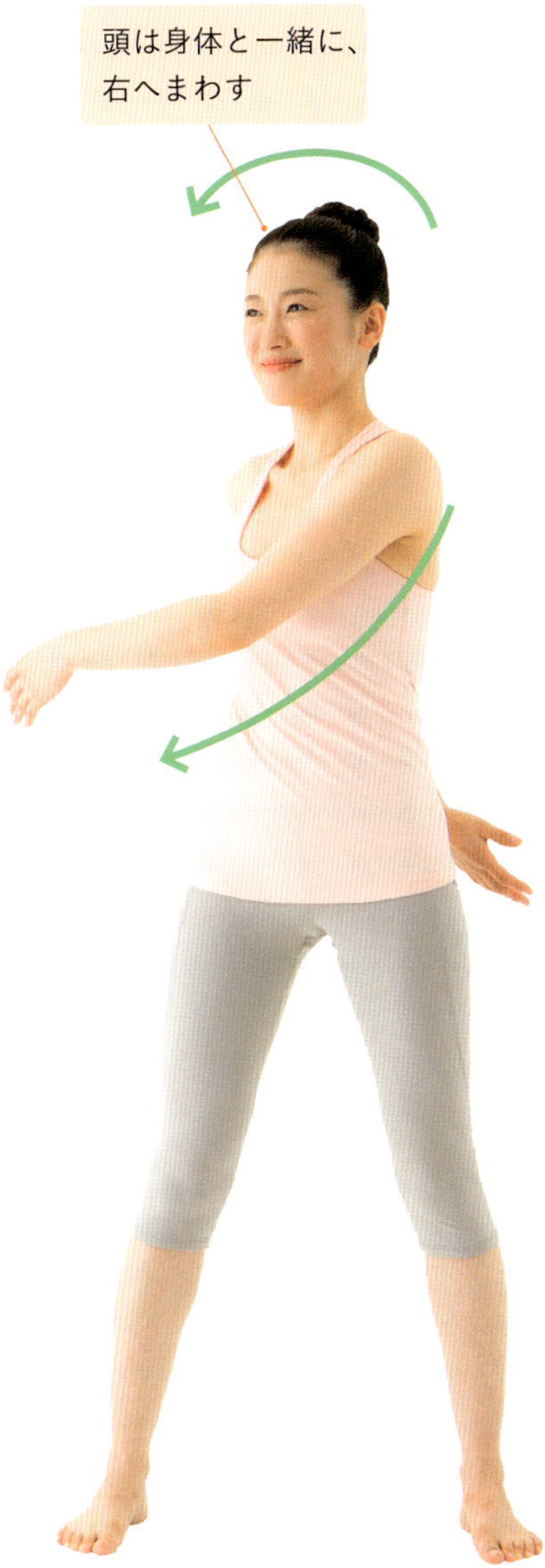
頭は身体と一緒に、
右へまわす

3 自然呼吸で、身体を両腕と一緒に右へまわす。

スタティックストレッチ 01

「背中」をほぐす

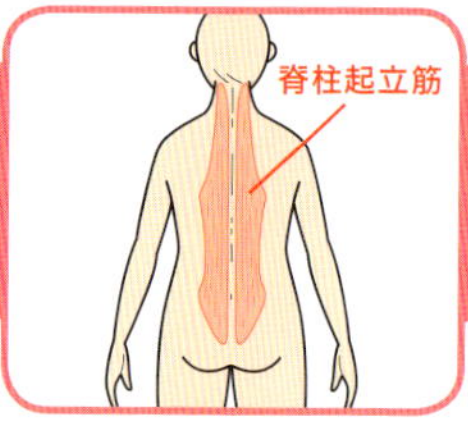
脊柱起立筋

POINT

両手指先はぴったり揃える。

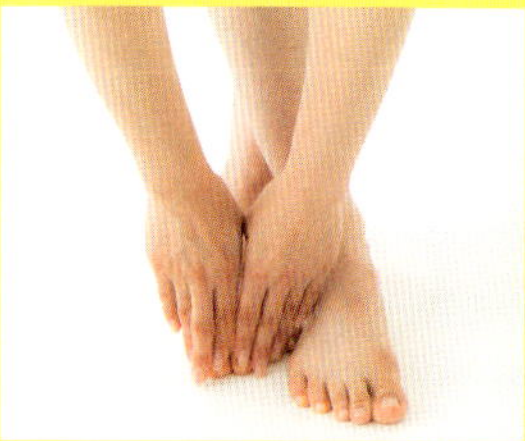

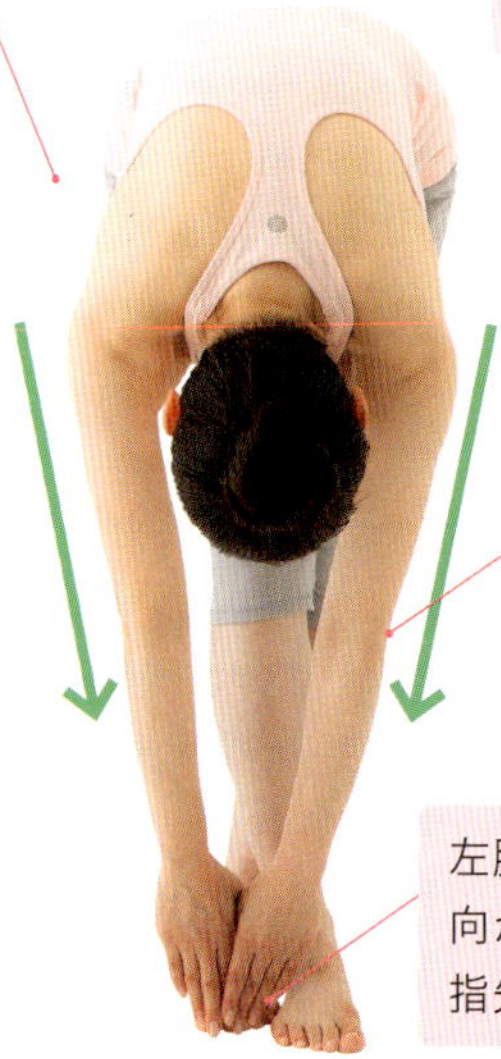
上半身を脚に
引き寄せる
前屈したとき、
ひざを曲げない
ように
左脚のつま先へ
向かって、両手
指先を近づける

2

ゆっくり息を吐きながら５秒で前屈し、左つま先に両手指先をつける。順腹式呼吸で大きく息を吸いながら、1 へ戻る。反対側も同様にする。

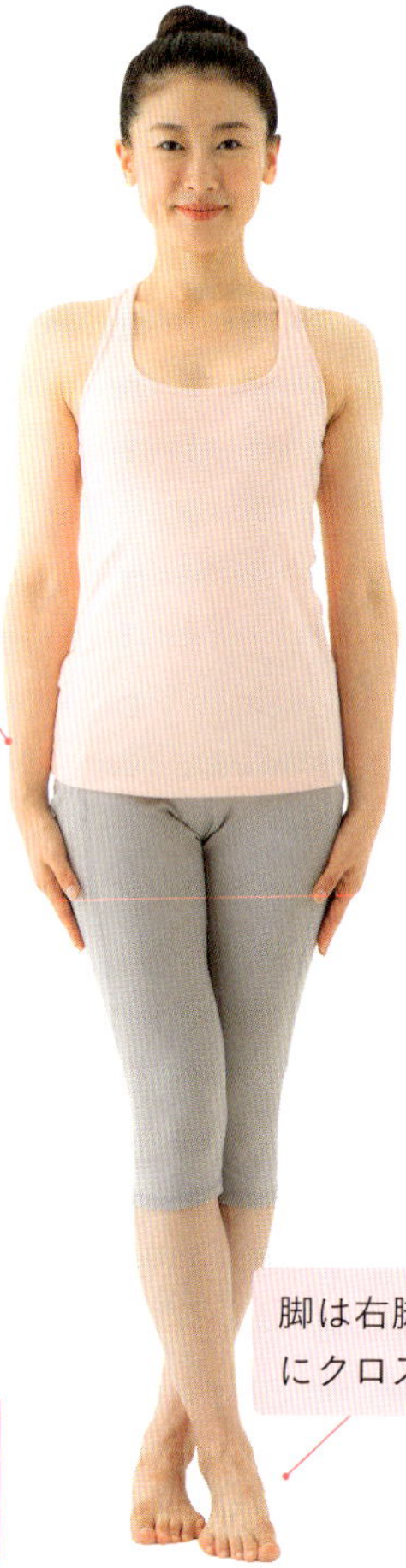
両腕と両手指先
は、身体の側面
につける
脚は右脚を前
にクロスする

1

脚は閉じて立つ。両腕と両手は身体の側面につけ、両脚はクロスさせ、順腹式呼吸で大きく息を吸う。

スタティックストレッチ 02

「太もも」をほぐす

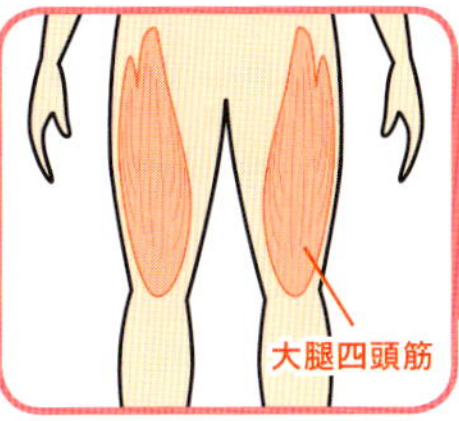
大腿四頭筋

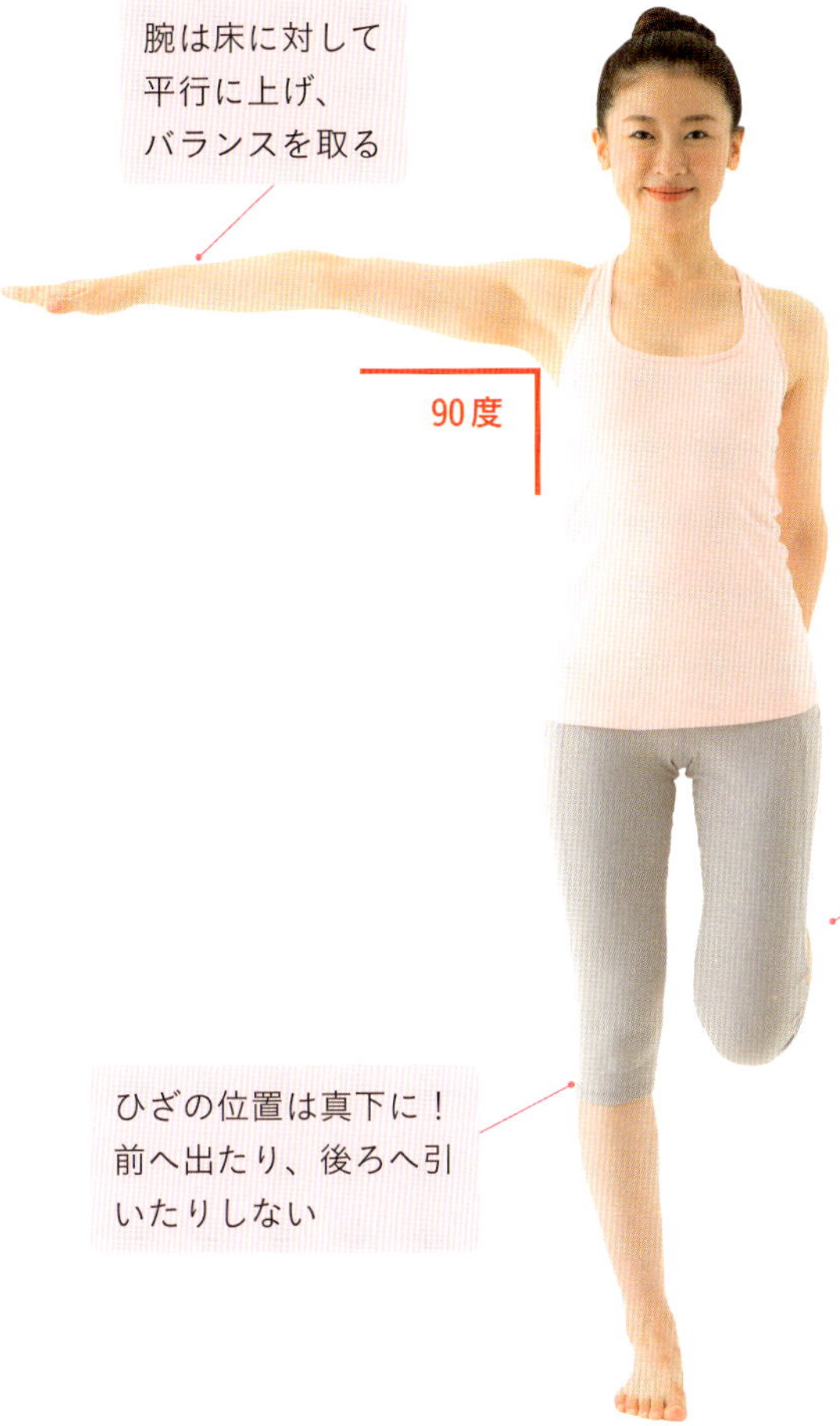
腕は床に対して
平行に上げ、
バランスを取る
90度
かかとをお尻に
引き寄せる
ひざの位置は真下に！
前へ出たり、後ろへ引
いたりしない

横から見ると…

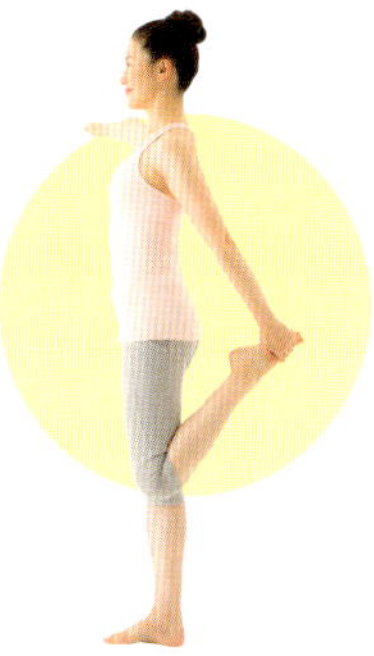

後ろから見ると…

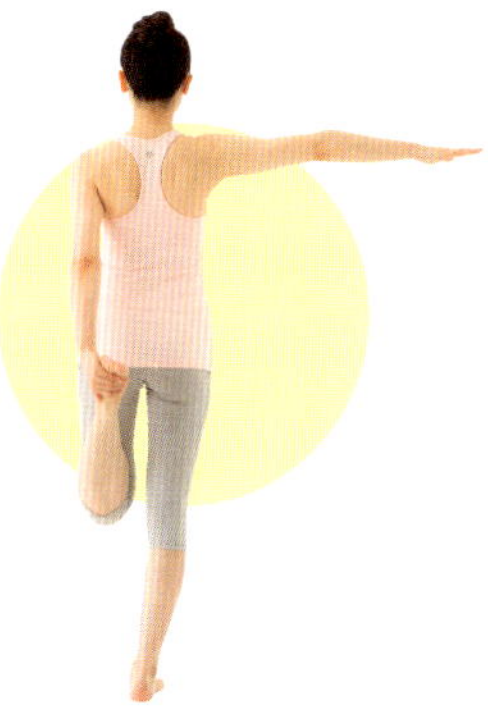

脚は閉じて立つ。右腕は床に対して平行に上げる。左脚はひざを後ろへ曲げ、順腹式呼吸で大きく息を吸う。左手で左足をつかみ、ゆっくり息を吐きながら、５秒で左足をお尻に引き寄せる。反対側も同様にする。

スタティックストレッチ03

「背中」をほぐす

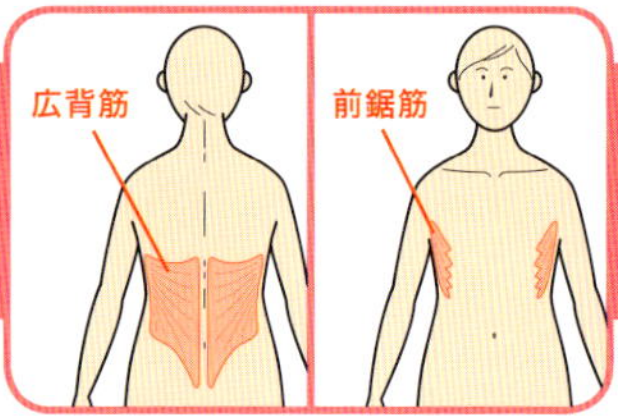

広背筋
前鋸筋

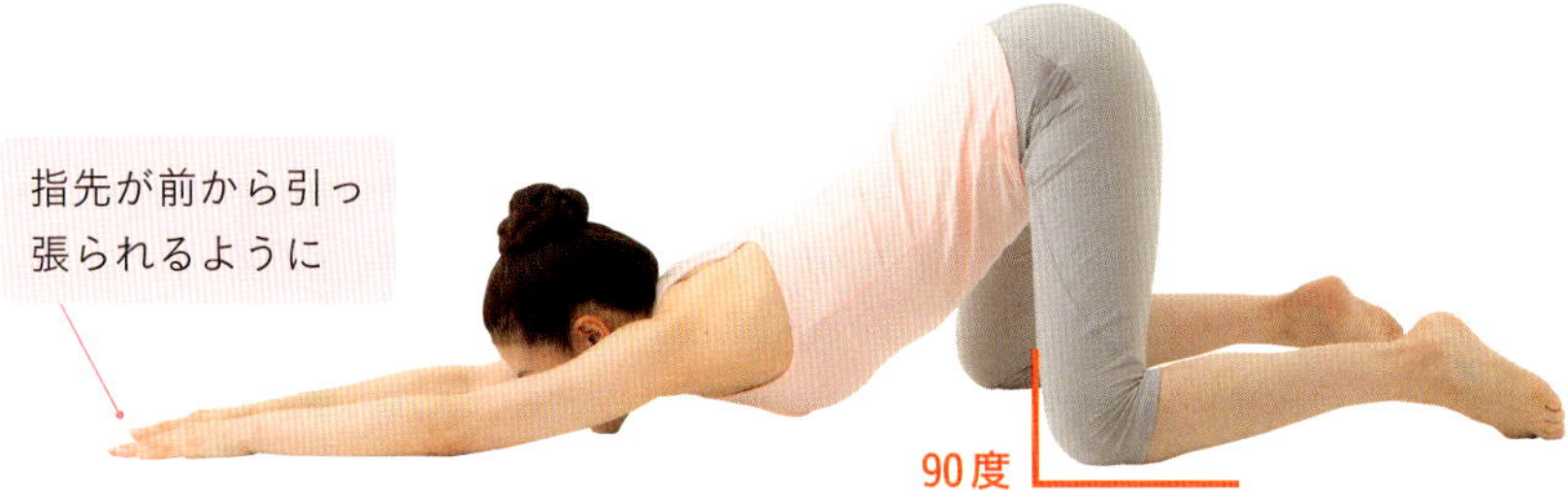

指先が前から引っ張られるように
90度

うつ伏せになる。両腕を前へまっすぐ伸ばし、両ひざをついて肩幅に開き、腰を高く上げ、順腹式呼吸で大きく息を吸う。ゆっくり息を吐きながら、５秒で前方へ背筋を伸ばす。

スタティックストレッチ04

「股関節」を柔らかくする

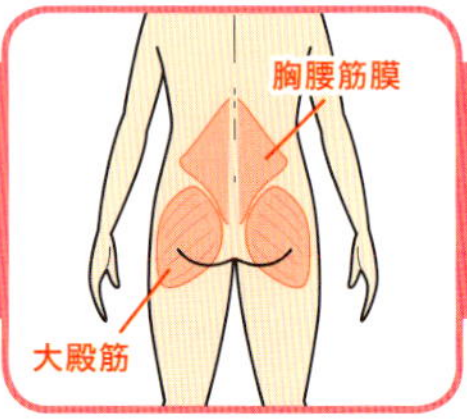

胸腰筋膜
大殿筋

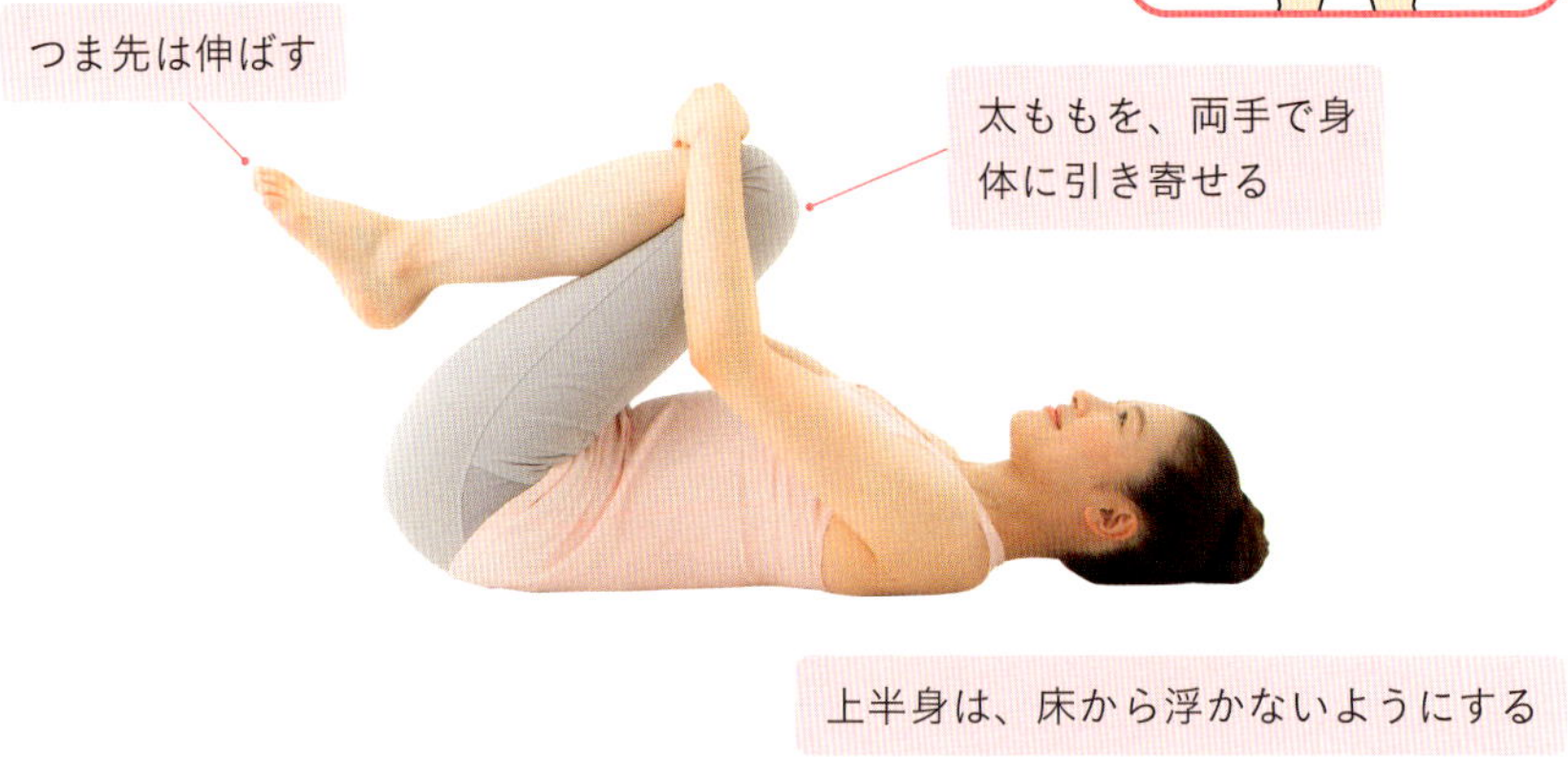

つま先は伸ばす
太ももを、両手で身体に引き寄せる
上半身は、床から浮かないようにする

仰向けになる。両手で両ひざを抱え、順腹式呼吸で大きく息を吸う。ゆっくり息を吐きながら、５秒で太ももを身体に引き寄せる。

スタティックストレッチ 05
「お尻」をほぐす

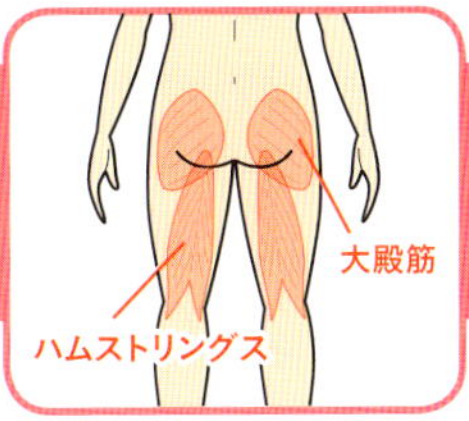
大殿筋
ハムストリングス

上から見ると…

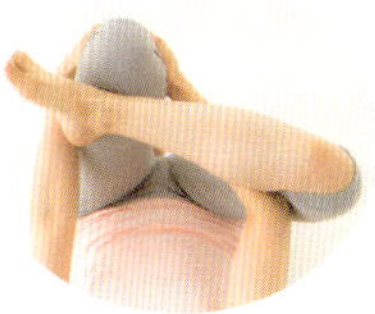

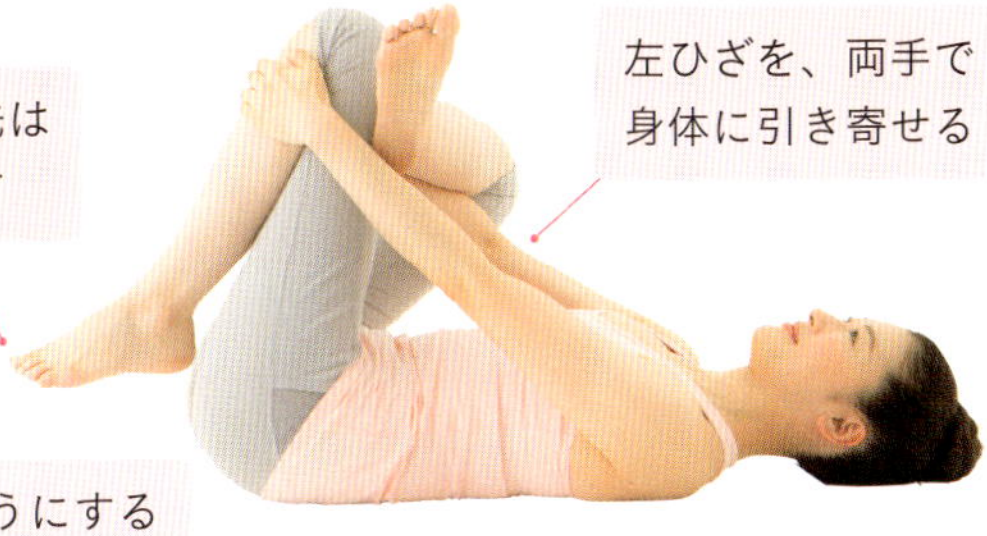
つま先は
伸ばす
左ひざを、両手で
身体に引き寄せる
上半身は、床から浮かないようにする

仰向けになる。左ひざを両手で抱え、左ひざ上に右かかとをつけ、順腹式呼吸で大きく息を吸う。ゆっくり息を吐きながら、５秒で左ひざを両手で身体に引き寄せる。順腹式呼吸で大きく息を吸う。反対側も同様にする。

スタティックストレッチ 06
「ウエストまわり」をほぐす

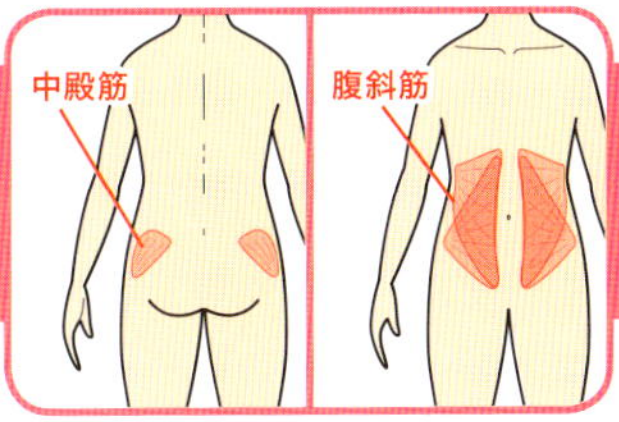
中殿筋
腹斜筋

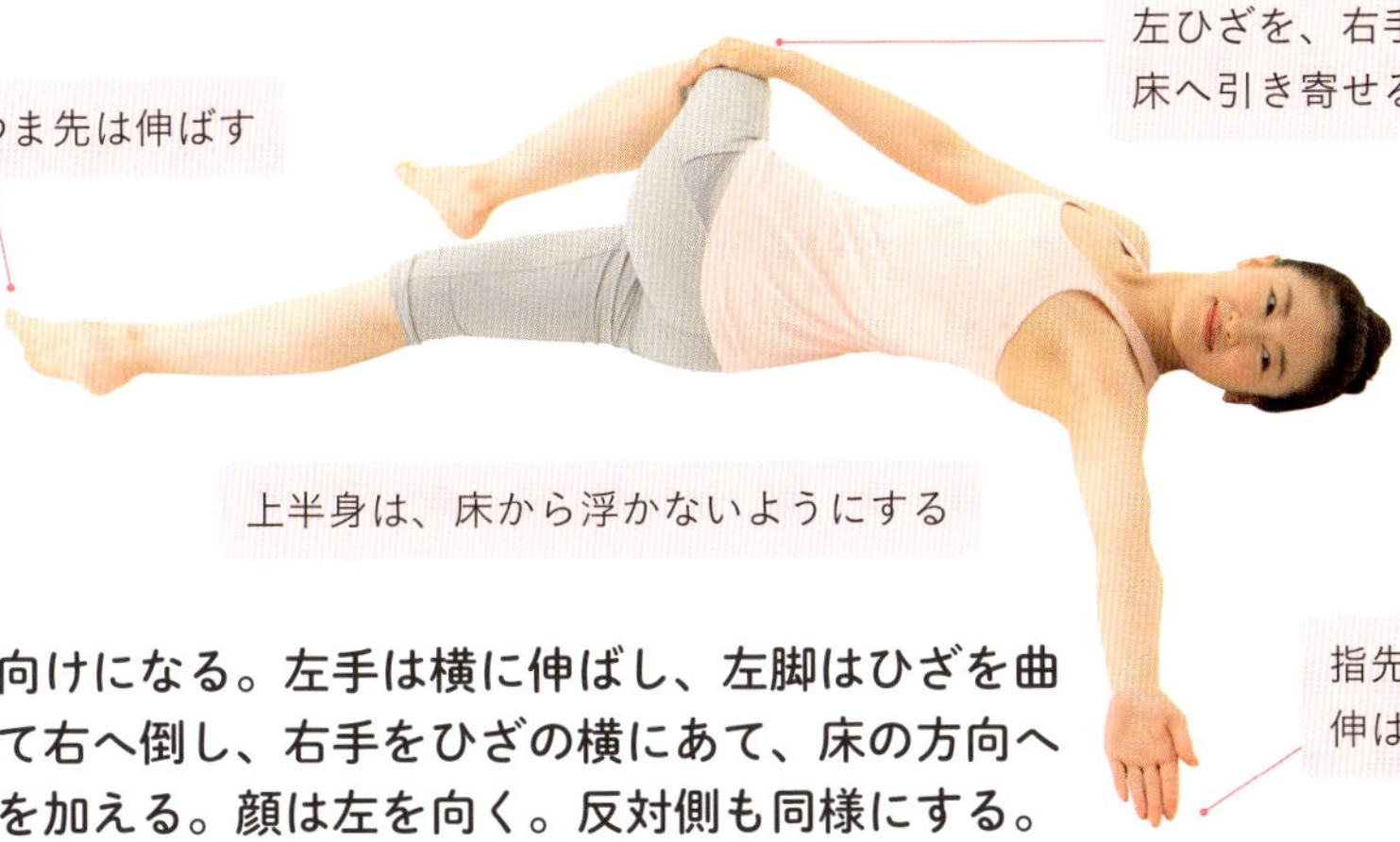
つま先は伸ばす
左ひざを、右手で
床へ引き寄せる
上半身は、床から浮かないようにする
指先は
伸ばす

仰向けになる。左手は横に伸ばし、左脚はひざを曲げて右へ倒し、右手をひざの横にあて、床の方向へ力を加える。顔は左を向く。反対側も同様にする。

COLUMN ❷

あなたのトレーニング法、間違っています！

あなたが学生時代に部活の先輩やサークル・クラブのコーチから教わったトレーニング法は、本当に正しかったのでしょうか？　私は、大学の非常勤講師として「トレーニング論・実習」を学生たちに教えていますが、実習に入る前に学生一人ひとりのケガの既往歴や現在の痛みの部位などをヒアリングし、いままでどのようなトレーニングをしてきたかを実際に見せてもらっています。

するとどうでしょう！　オリンピック候補になりそうな学生のトレーニング法でも明らかに間違っているではありませんか！　これでは、痛みや不調が払拭できないだけでなく、オリンピック候補に入れるはずもありません。そうです！　その部活の先輩やサークル・クラブのコーチから教わったトレーニング法自体に誤りがあるのです。

おおむね、日本のスポーツ界は伝統を重んじるあまりに、いままで教わったトレーニング法が本当に正しいか否かを検証せずに、後輩や該当選手に指導する傾向が見られます。結果、多くの有望なアスリートの将来を潰してしまっているのです。

あなたがアスリートならば、いま一度、現在のトレーニング法の見直しをしてみてください。また、あなたが指導者ならば、指導者自身が実験台となって、いままでのトレーニング法の検証をお願いします。

本書は、私自身が実験台となりモーションキャプチャー等を駆使してコンピューター解析し、検証した腰痛対策のためのトレーニング本です。腰痛に悩まれている有望なアスリートがいたら、ぜひ本書を参考にしてください。

PART 3

骨盤まわりの、6つの筋肉を強化する

骨盤まわりの6つの筋肉を中心に鍛えることを基本に、
骨盤とつながっている、
上半身や脚の5つの筋肉も同時に鍛えると、
より一層効果がアップします。
弱い筋肉を鍛え、強い筋肉に
負荷をかけ過ぎないのがポイントです。

「5秒腰トレ」のトレーニング法

本書ではこれからストレッチと骨盤まわりの6つの筋肉を鍛えるトレーニングを中心に紹介していきます。筋バランスを整えるという観点から、基本的に全トレーニングを毎日まんべんなく続けることが前提です。ただし、腰痛がある場合は、トレーニングを休んでください。

軽い腰痛があるときは、回数を減らして行っても構いません。また、忙しくてどうしても時間が取れないときは、1回だけでもよいので、必ずトレーニングを行うことが大切です。弱った筋肉を鍛えて、腰痛を克服するためには、毎日トレーニングをする習慣をつけることが大事なことです。

継続は、力なり

すべてのトレーニングを行っている中で、「辛い」「疲れる」と感じたトレーニングがあれば、筋肉が弱っている可能性があります。その部分の筋肉のトレーニングを重点的に行うと、腰痛克服への近道になります。

1日のトレーニング内容

ダイナミックストレッチ 01～06
（→p.36～47）
→ セット数は決めず、入念に行う

スタティックストレッチ 01～06
（→p.48～51）
→ セット数は決めず、入念に行う

5秒腰トレ 01～14
（→p.58～79）
→ 1セット×10回

サブトレ 01～05
（→p.80～87）
→ 1セット×10回

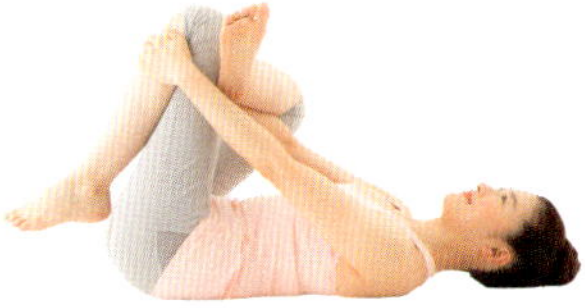

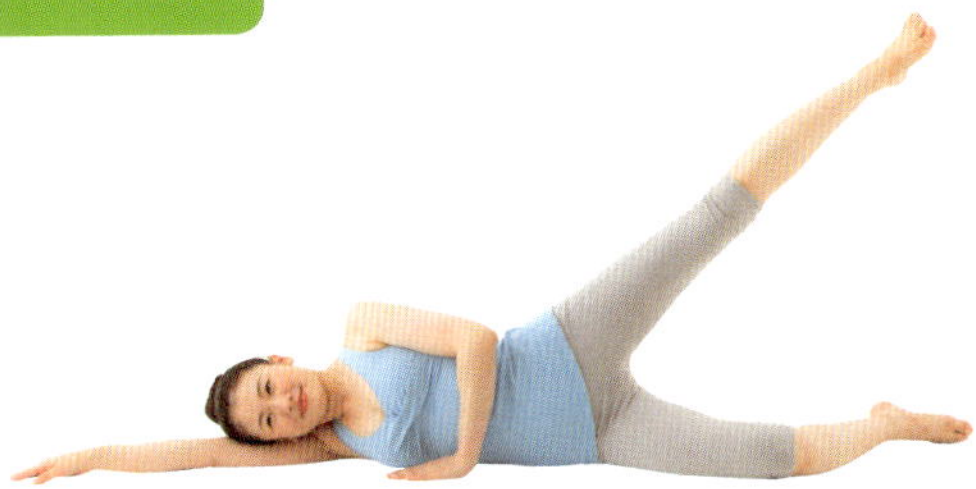

POINT

- 1日にすべてのトレーニングを行う
- 忙しかったりする場合は、1日1セットずつでもよい。
  ※毎日1セットでも続けることが大切。
- 腰痛があるときは、トレーニングは休む
- 朝と夜に分けてトレーニングしてもOK

骨盤まわりの6つの筋肉を鍛える

私が12歳のときに医者からすすめられた背筋と腹筋の強化では、腰痛は治らないことは、自身の身体で証明済みです。大学の研究員になり、最新の研究機材を使って全身のさまざまな部位の筋肉テストを行った結果、腰痛克服には、「骨盤まわりの6つの筋肉を鍛えることが有効」ということが、わかってきました。

骨盤まわりの6つの筋肉とは、「多裂筋《たれつきん》、梨状筋《りじょうきん》、中殿筋《ちゅうでんきん》、内転筋《ないてんきん》、脊柱起立筋《せきちゅうきりつきん》、腸腰筋《ちょうようきん》」です。さらに、筋肉は全身につながっています。これらにプラスして、上半身（首まわり、菱形筋《りょうけいきん》、肩甲骨《けんこうこつ》まわり）、脚（ハムストリングス、ふくらはぎ）の5つの筋肉も鍛えることが重要です。

腰痛を克服するには、弱い筋肉を見つけたらトレーニングによって鍛え、強い筋肉に負荷をかけ過ぎないようにすることがポイントです。

これから本書でアプローチしていく筋肉を左ページでご紹介します。筋肉と対話しながら、より効果的なトレーニングを行いましょう。

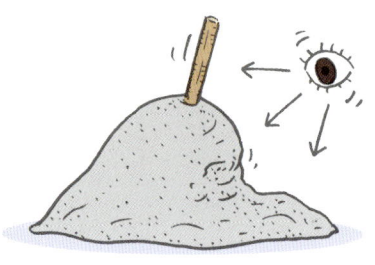

砂山が崩壊しないよう、棒を刺し、常に監視する

砂山（筋肉）が弱かったり、全体のバランスが悪いと、小さな負荷がかかっただけで、簡単に崩壊（腰痛）してしまう。

そこで、砂山に棒を刺し、棒が傾いてバランスが悪くないか、崩壊の予兆はないか、常に砂山の監視が必要！

腰痛改善のために、鍛えたい筋肉

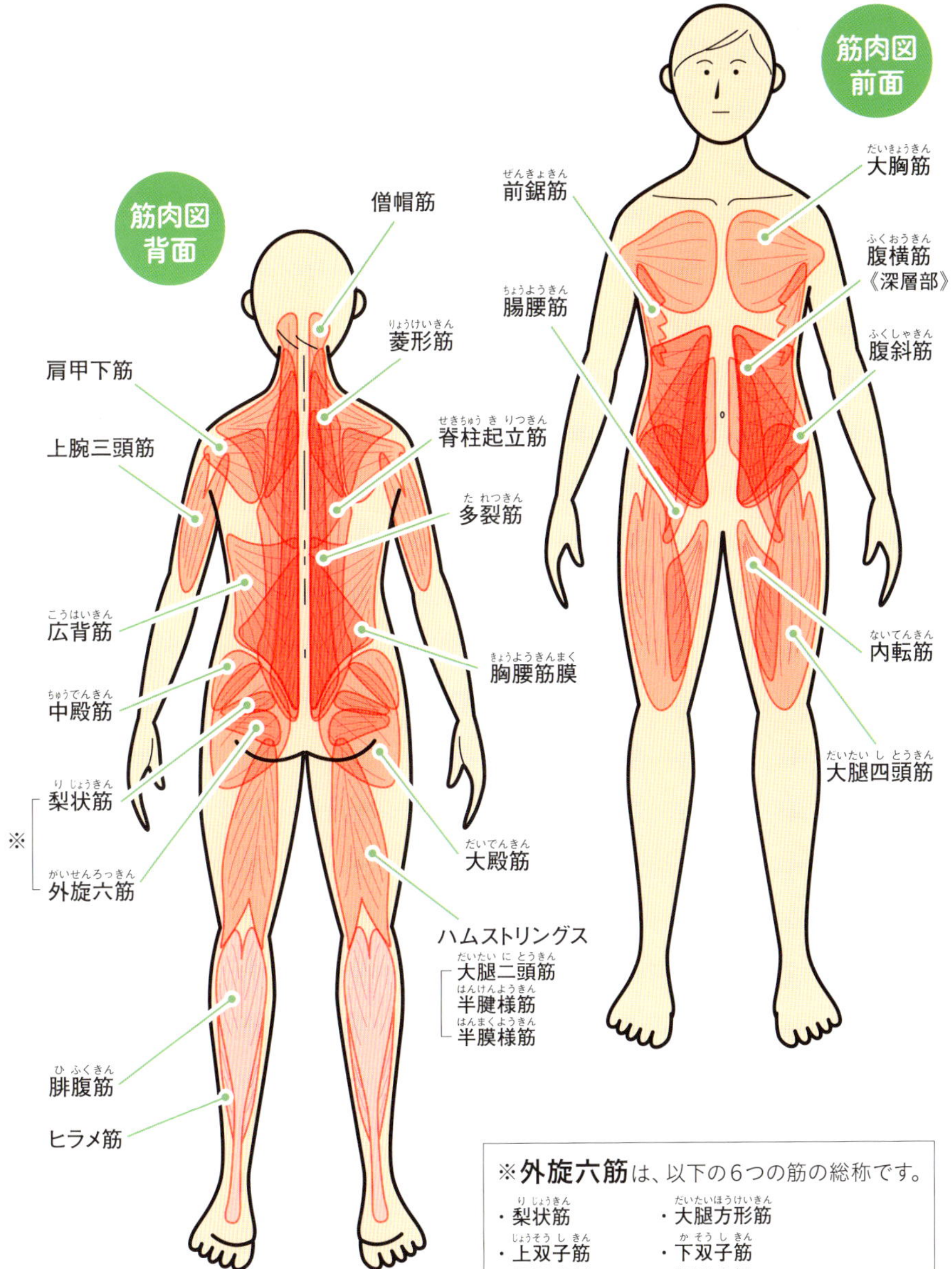
筋肉図
背面
僧帽筋
菱形筋《りょうけいきん》
肩甲下筋
脊柱《せきちゅう》起《き》立筋《りつきん》
上腕三頭筋
多《た》裂筋《れつきん》
広背筋《こうはいきん》
胸腰筋膜《きょうようきんまく》
中殿筋《ちゅうでんきん》
※
梨《り》状筋《じょうきん》
外旋六筋《がいせんろっきん》
大殿筋《だいでんきん》
ハムストリングス
大腿《だいたい》二《に》頭筋《とうきん》
半腱様筋《はんけんようきん》
半膜様筋《はんまくようきん》
腓《ひ》腹筋《ふくきん》
ヒラメ筋
筋肉図
前面
大胸筋《だいきょうきん》
前鋸筋《ぜんきょきん》
腹横筋《ふくおうきん》
《深層部》
腸腰筋《ちょうようきん》
腹斜筋《ふくしゃきん》
内転筋《ないてんきん》
大腿《だいたい》四《し》頭筋《とうきん》

※**外旋六筋**は、以下の6つの筋の総称です。

- 梨《り》状筋《じょうきん》
- 大腿方形筋《だいたいほうけいきん》
- 上双《じょうそう》子《し》筋《きん》
- 下《か》双《そう》子《し》筋《きん》
- 内閉《ないへい》鎖《さ》筋《きん》
- 外閉《がいへい》鎖《さ》筋《きん》

5秒腰トレ

01

「多《た》裂《れつ》筋《きん》」を強化する①

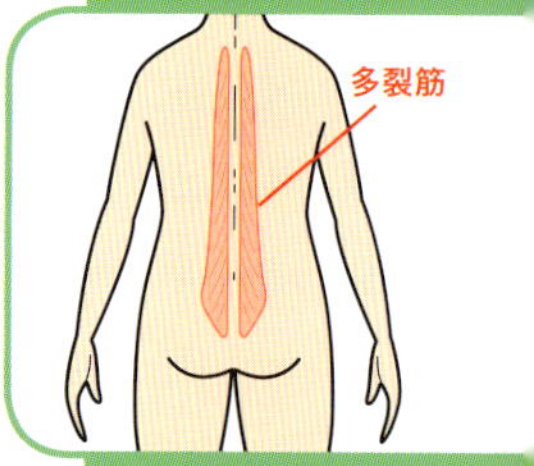

多裂筋

1セット×10回

横から見ると…

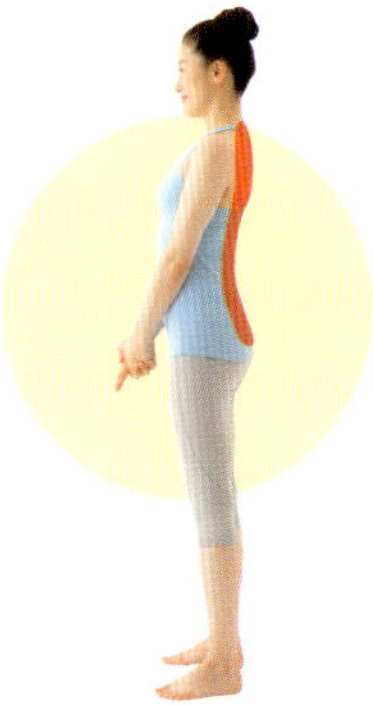

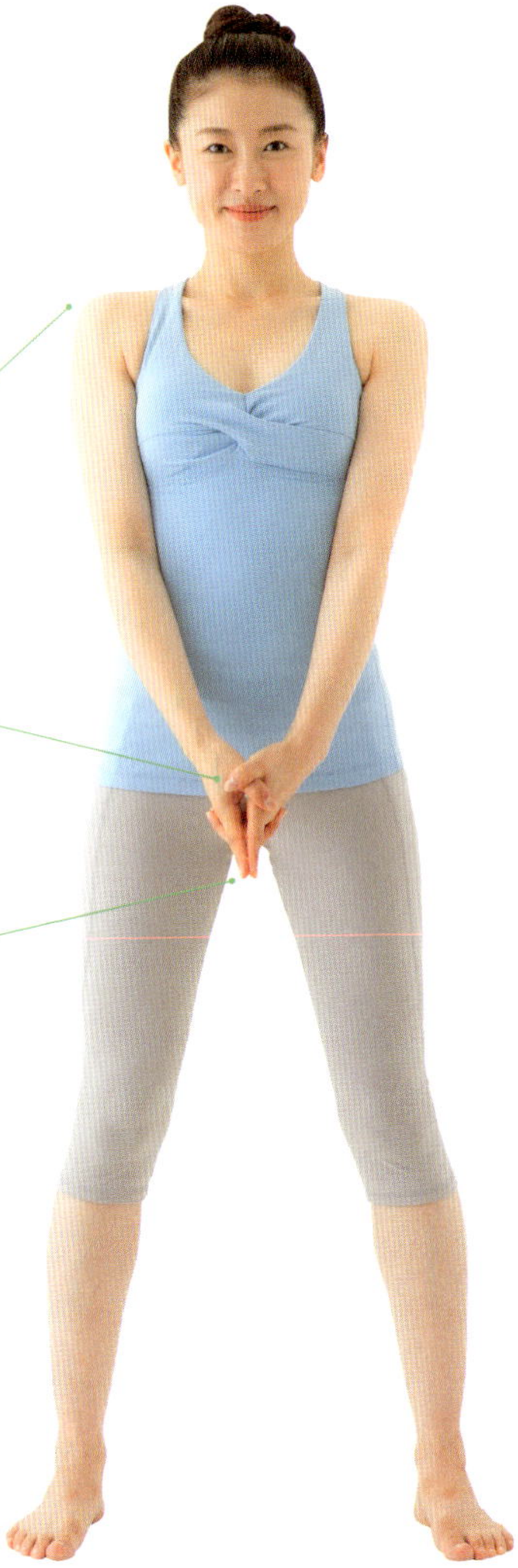

肩は床に対して
平行にする
銃を構えるような
ポーズに
指先は床へ向ける

1 脚は肩幅より開いて立つ。両腕を下げ、両手の平を合わせる。

横から見ると…

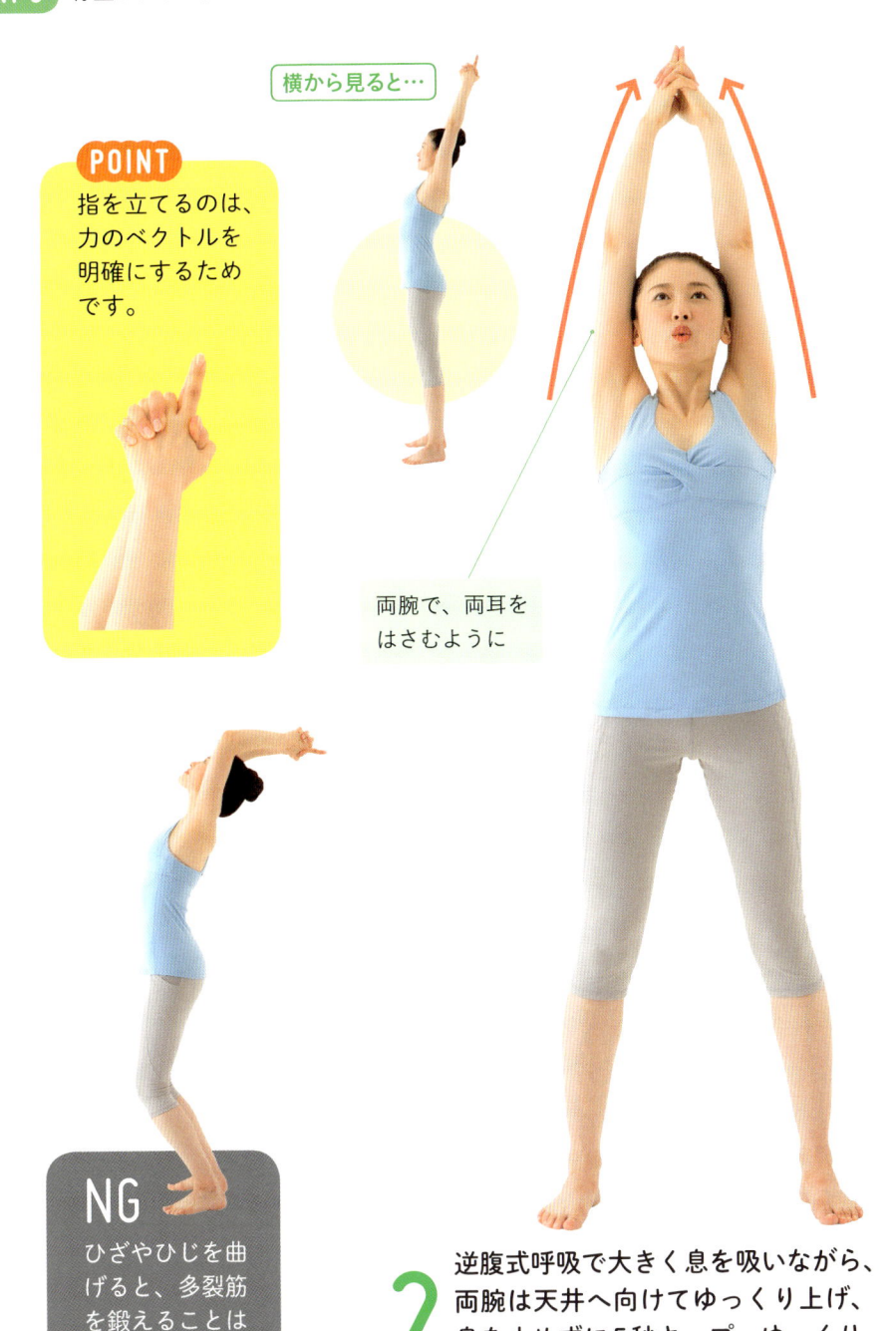

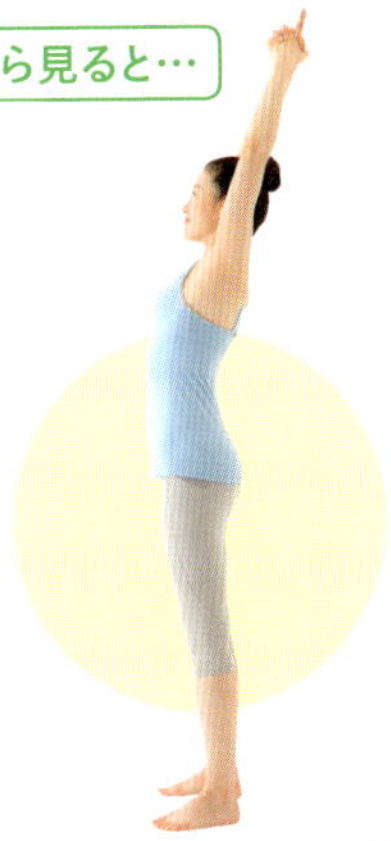

POINT

指を立てるのは、力のベクトルを明確にするためです。

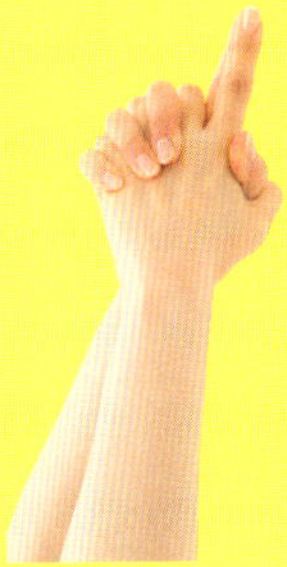

両腕で、両耳をはさむように

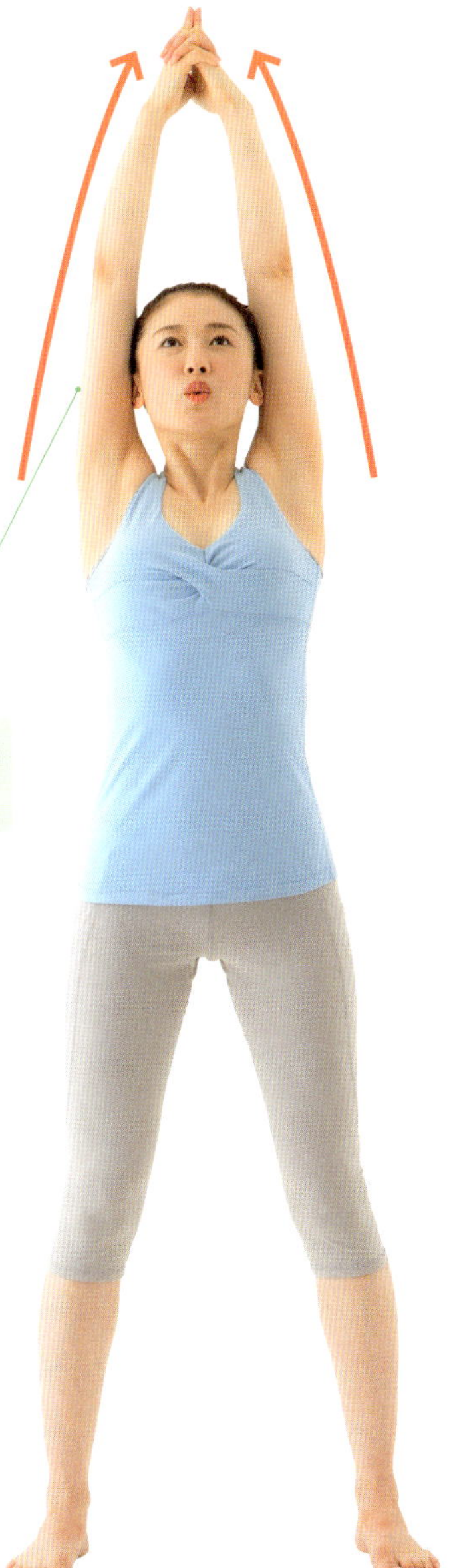

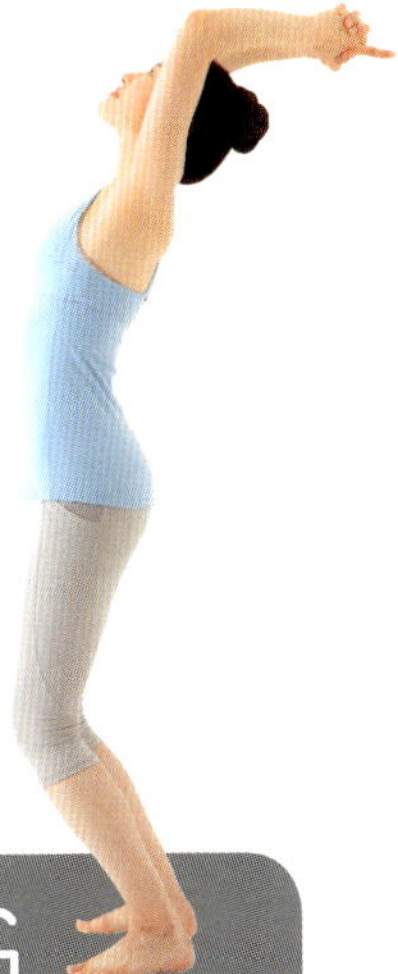

NG

ひざやひじを曲げると、多裂筋を鍛えることはできません。

2 逆腹式呼吸で大きく息を吸いながら、両腕は天井へ向けてゆっくり上げ、息を止めずに5秒キープ。ゆっくり息を吐きながら、1へ戻る。

5秒腰トレ
02

「梨《り》状《じょう》筋《きん》」を強化する①

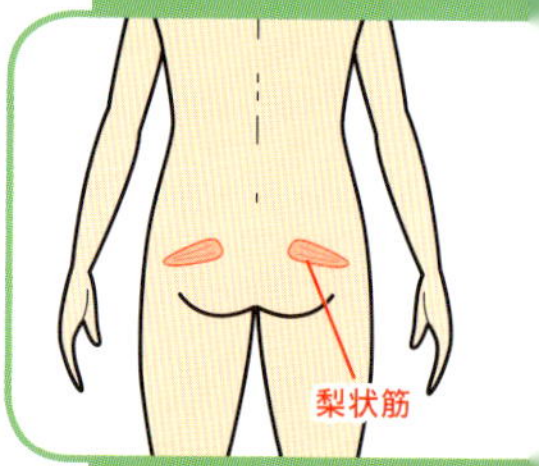
梨状筋

1セット
×
10回

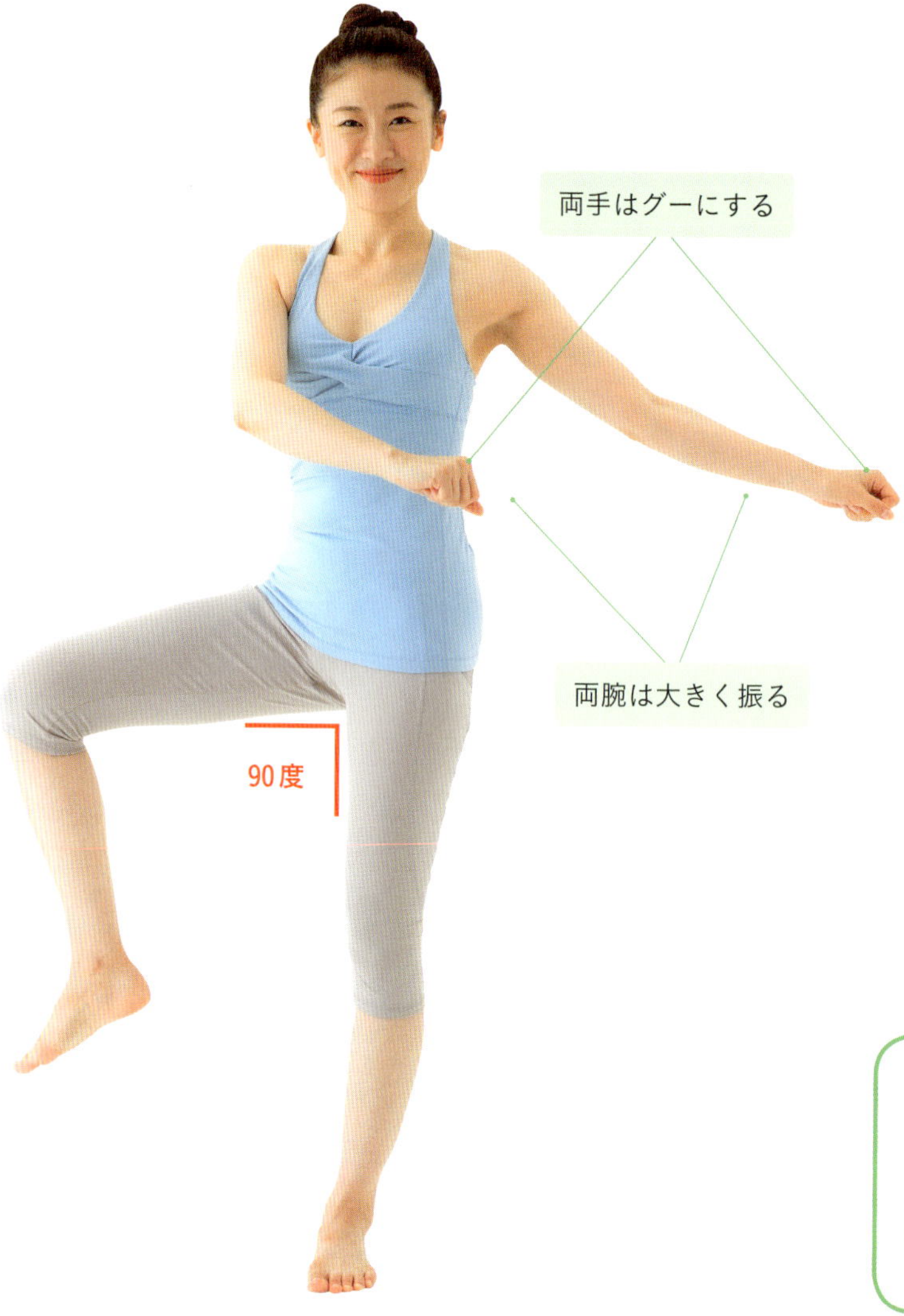
両手はグーにする
両腕は大きく振る
90度

1 脚は閉じて立つ。右太ももを上げ、ひざは90度に曲げる。両腕は左へ大きく振る。

お助けプラン

このトレーニングをするときは、椅子を使うと、身体が安定して、よろける心配はありません。片手で椅子の背をつかみ、片腕だけを大きく動かしても、梨状筋を鍛えられます。

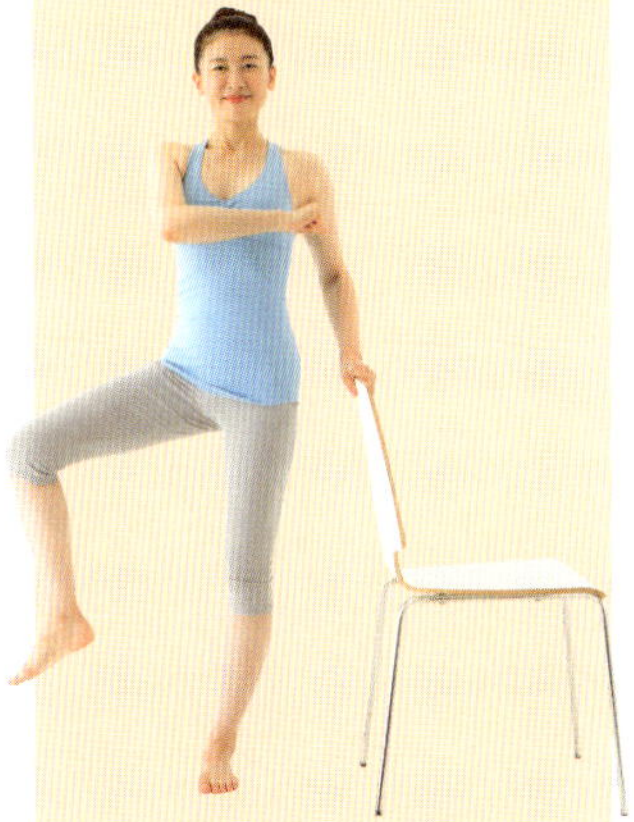

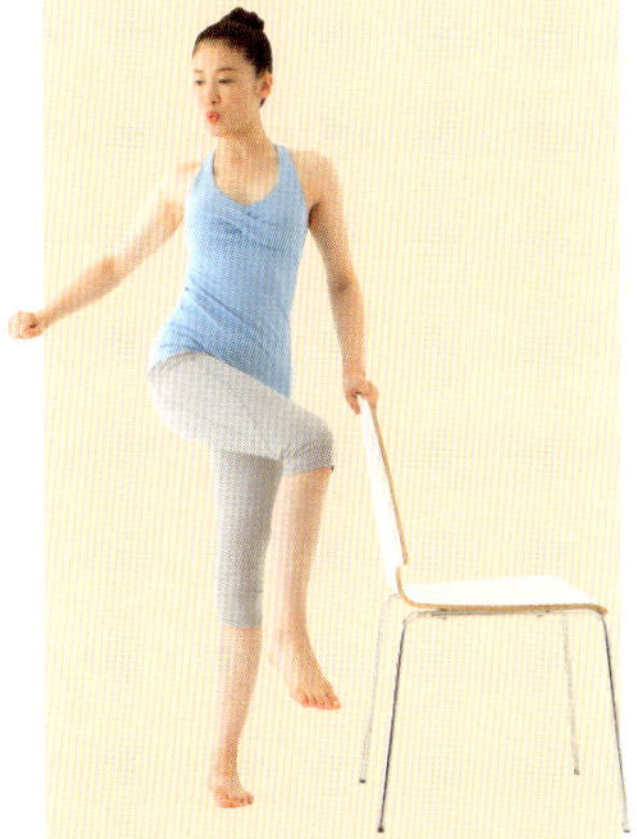

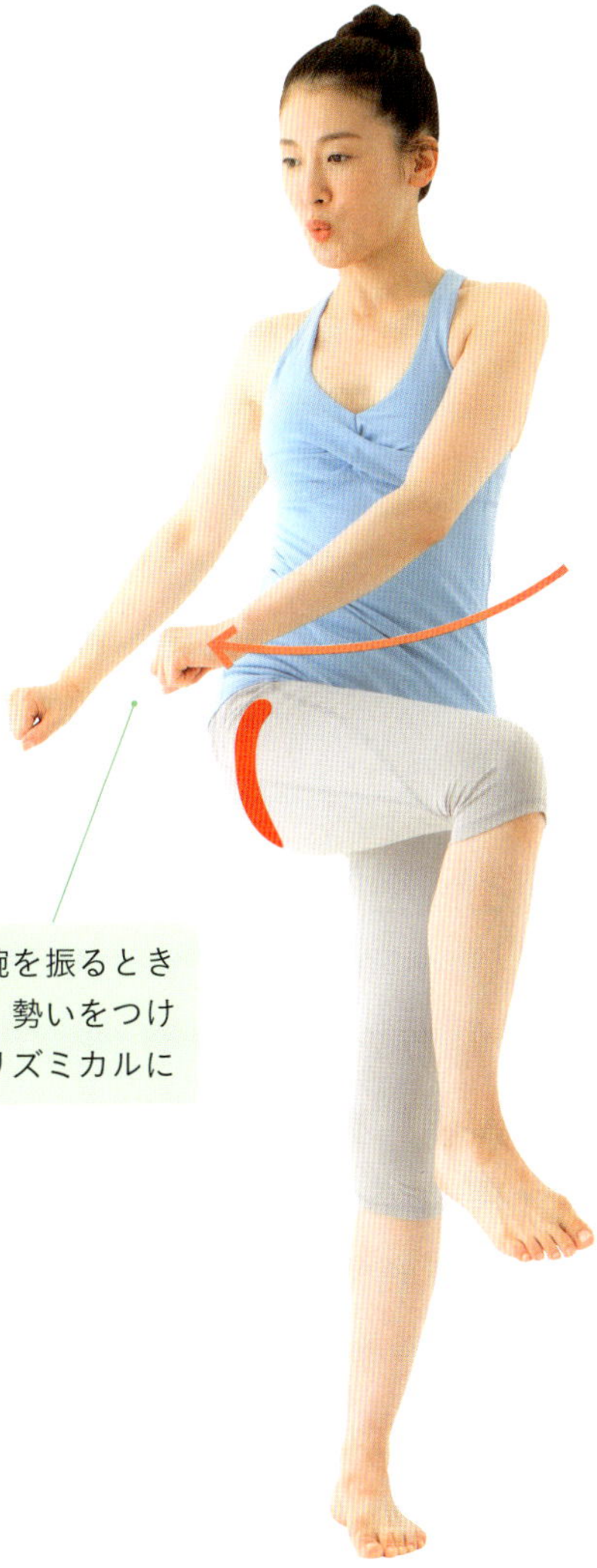

両腕を振るときは、勢いをつけてリズミカルに

2 逆腹式呼吸で大きく息を吸いながら、両腕は右へ大きく振り、息を止めずに5秒キープ。ゆっくり息を吐きながら、1へ戻る。反対側も同様にする。

5秒腰トレ

03

「梨《り》状《じょう》筋《きん》」を強化する②

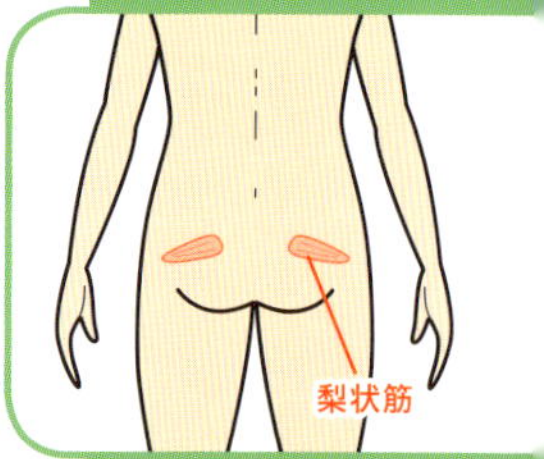
梨状筋

1セット×10回

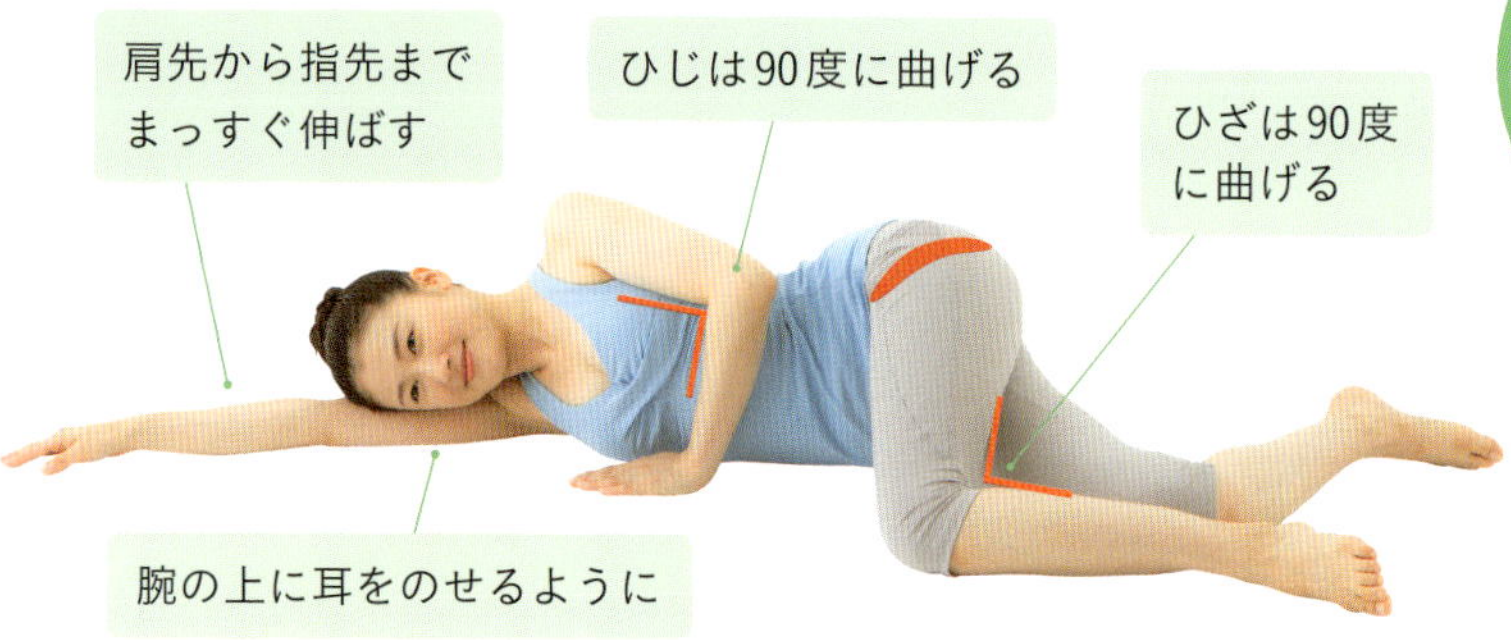
肩先から指先まで
まっすぐ伸ばす
ひじは90度に曲げる
ひざは90度
に曲げる
腕の上に耳をのせるように

1 右脇を下にして横になる。右腕は耳をのせてまっすぐ伸ばし、左腕はひじを90度に曲げ、手の平は胸の前の床につける。左脚は前に出してひざを90度に曲げ、右脚は軽くひざを曲げてつま先を床につける。

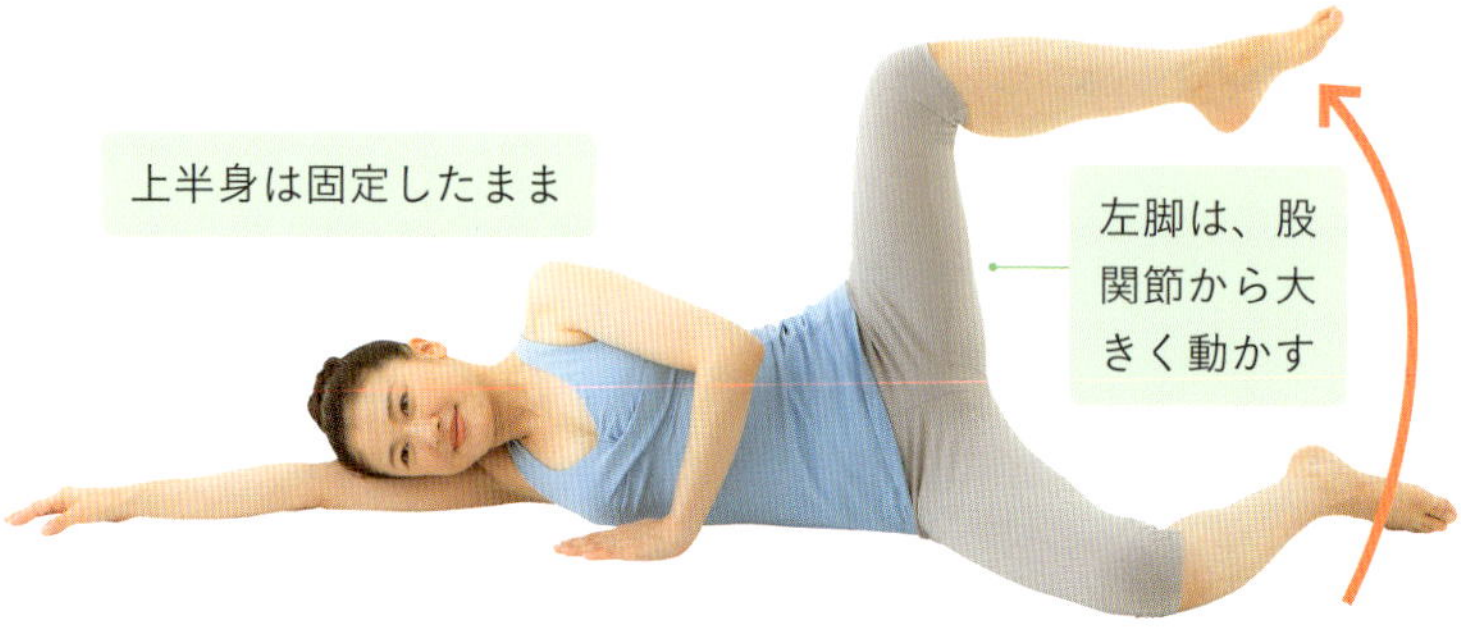
上半身は固定したまま
左脚は、股
関節から大
きく動かす

2 逆腹式呼吸で大きく息を吸いながら、左脚を上げ、息を止めずに5秒キープ。ゆっくり息を吐きながら、1へ戻る。反対側も同様にする。

NG

ひじをつくとラクですが、背骨が歪曲し、腰に負担をかけてしまいます。

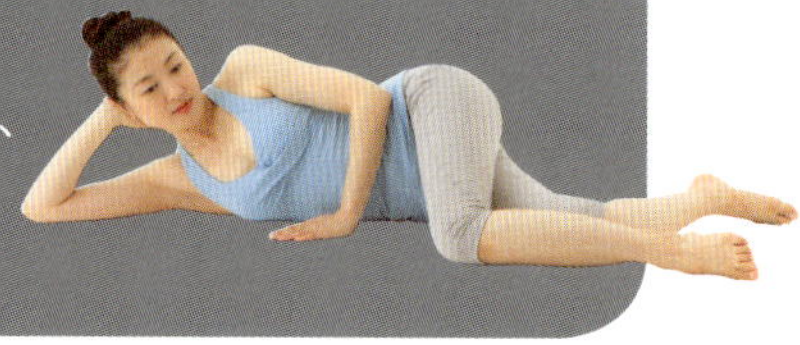

5秒腰トレ

04

「中《ちゅう》殿《でん》筋《きん》」を強化する①

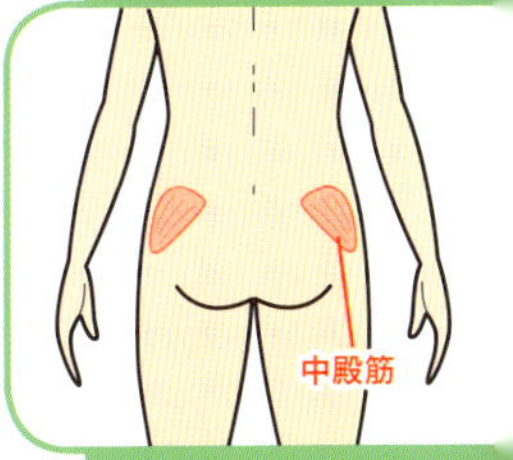
中殿筋

1セット × 10回

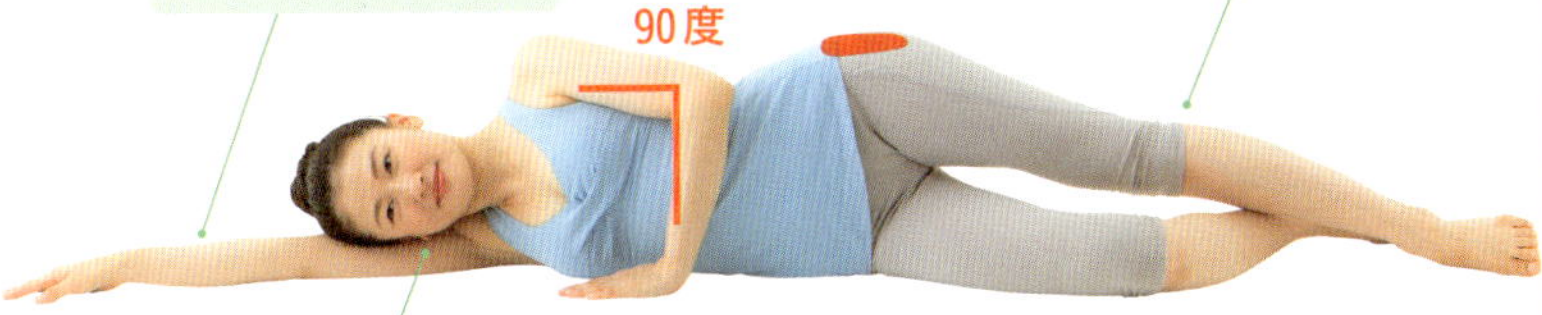
肩先から指先まで
まっすぐ伸ばす
90度
脚は交叉させる
腕の上に耳をのせるように

1 右脇を下にして横になる。右腕は耳をのせてまっすぐ伸ばし、左腕はひじを90度に曲げ、手の平は胸の前の床につける。右脚は後ろへ、左脚は前へ、ふくらはぎのあたりで交差させる。

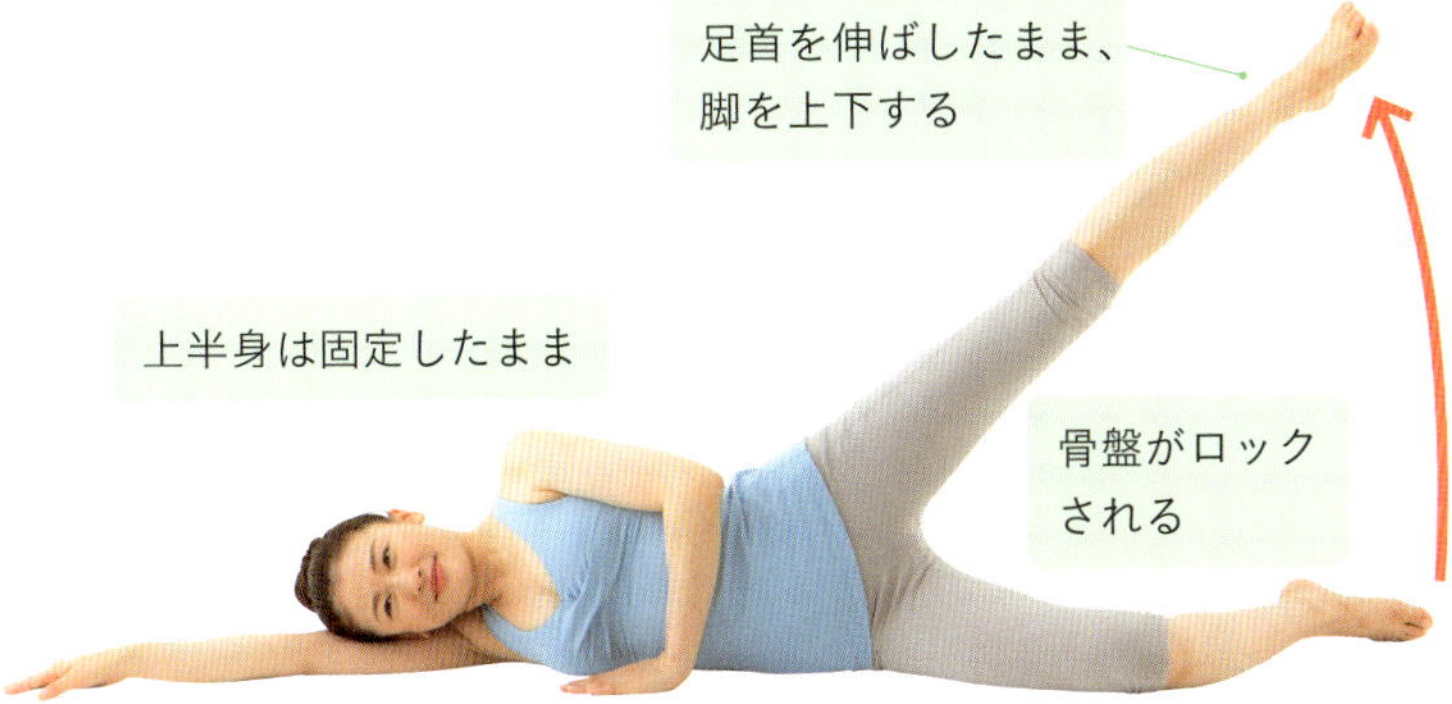
足首を伸ばしたまま、
脚を上下する
上半身は固定したまま
骨盤がロック
される

2 逆腹式呼吸で大きく息を吸いながら、左脚を上げ、息を止めずに5秒キープ。ゆっくり息を吐きながら、1へ戻る。反対側も同様にする。

NG

足首を90度に曲げると、骨盤がロックされず、脚が上がり過ぎて、中殿筋に効きません。

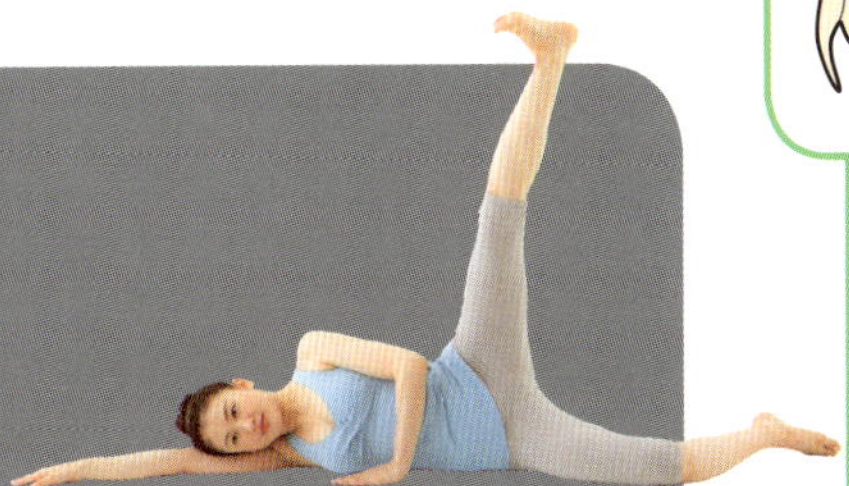

5秒腰トレ

05

「中《ちゅう》殿《でん》筋《きん》」を強化する②

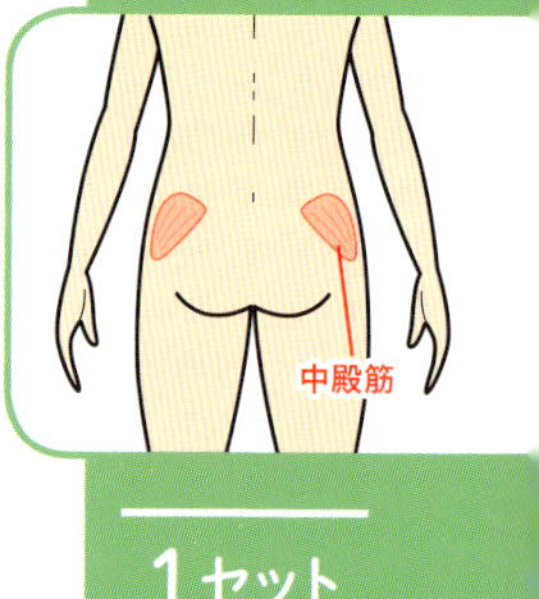

1セット × 10回

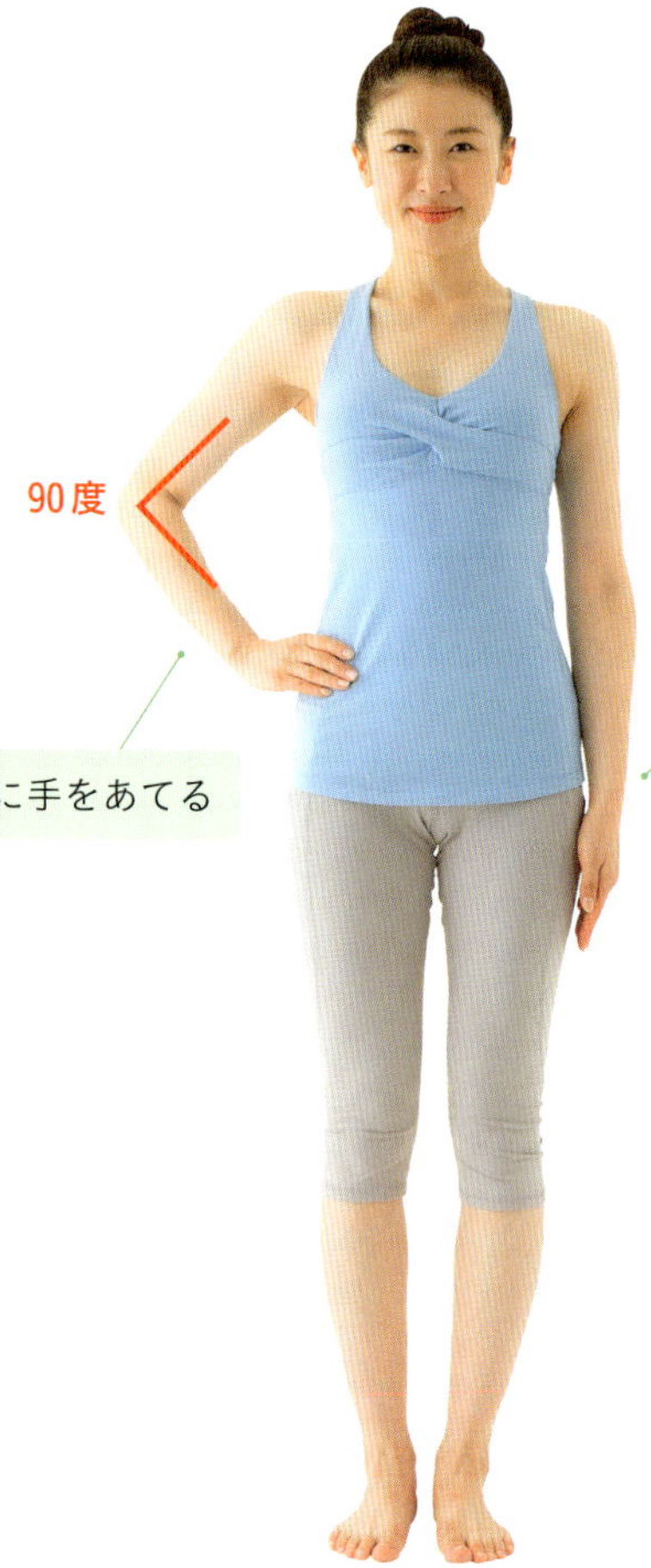
90度
身体の側面に、
手の平をつける
腰に手をあてる

1 脚は閉じて立ち、両つま先は少し開く。左腕は自然に下げ、右腕はひじを90度に曲げ、腰に手をあてる。

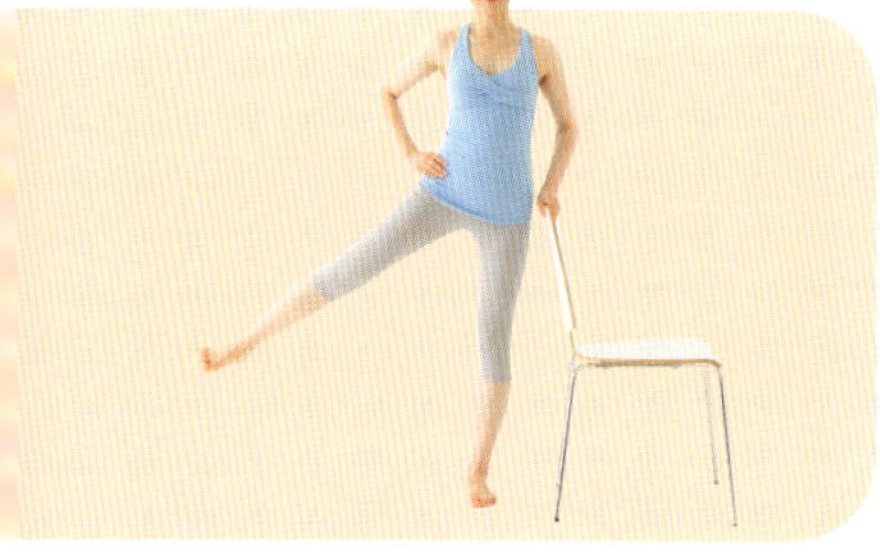

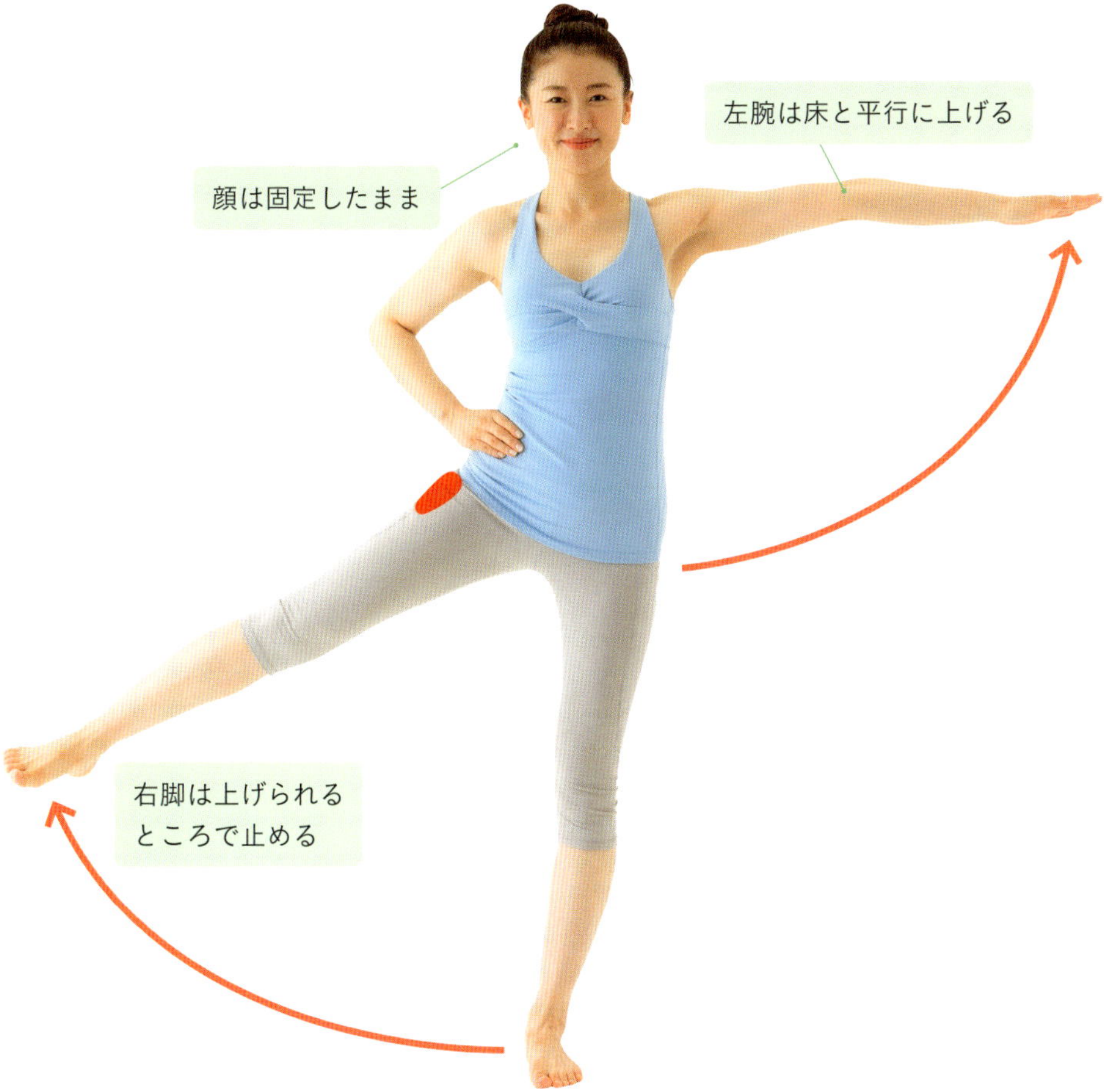
左腕は床と平行に上げる
顔は固定したまま
右脚は上げられる
ところで止める

2 逆腹式呼吸で大きく息を吸いながら、左腕は床に対して平行に上げ、右脚も上げて、息を止めずに5秒キープ。ゆっくり息を吐きながら、1へ戻る。反対側も同様にする。

お助けプラン

2の状態では、左脚だけで立つことになり、体幹がしっかりしていないと、よろけてしまうことがあります。椅子を使って行うと身体が安定して、よろける心配はありません。写真のように、左手で椅子の背をつかみ、右脚を上げれば、中殿筋が鍛えられます。

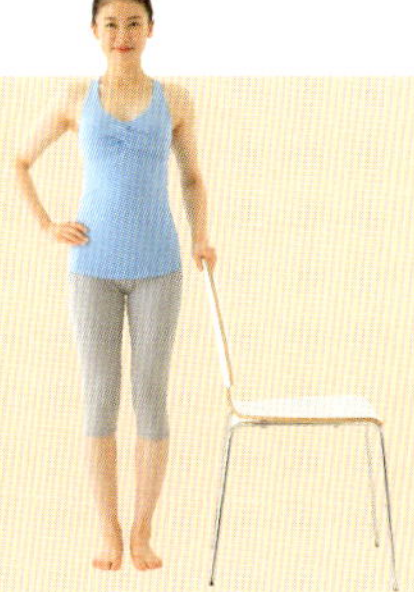

5秒腰トレ

06

「内《ない》転《てん》筋《きん》」を強化する①

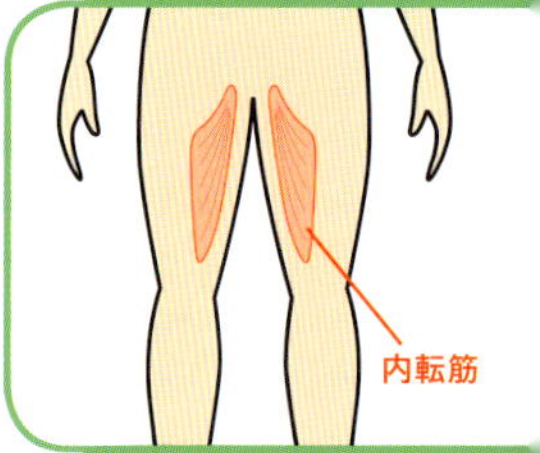

1セット
×
10回

横から見ると…

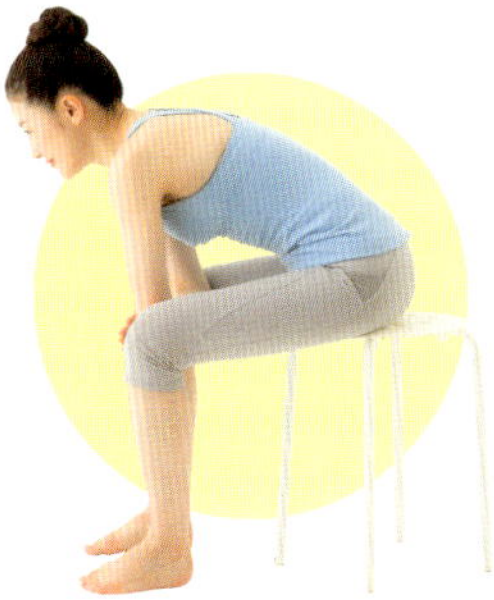

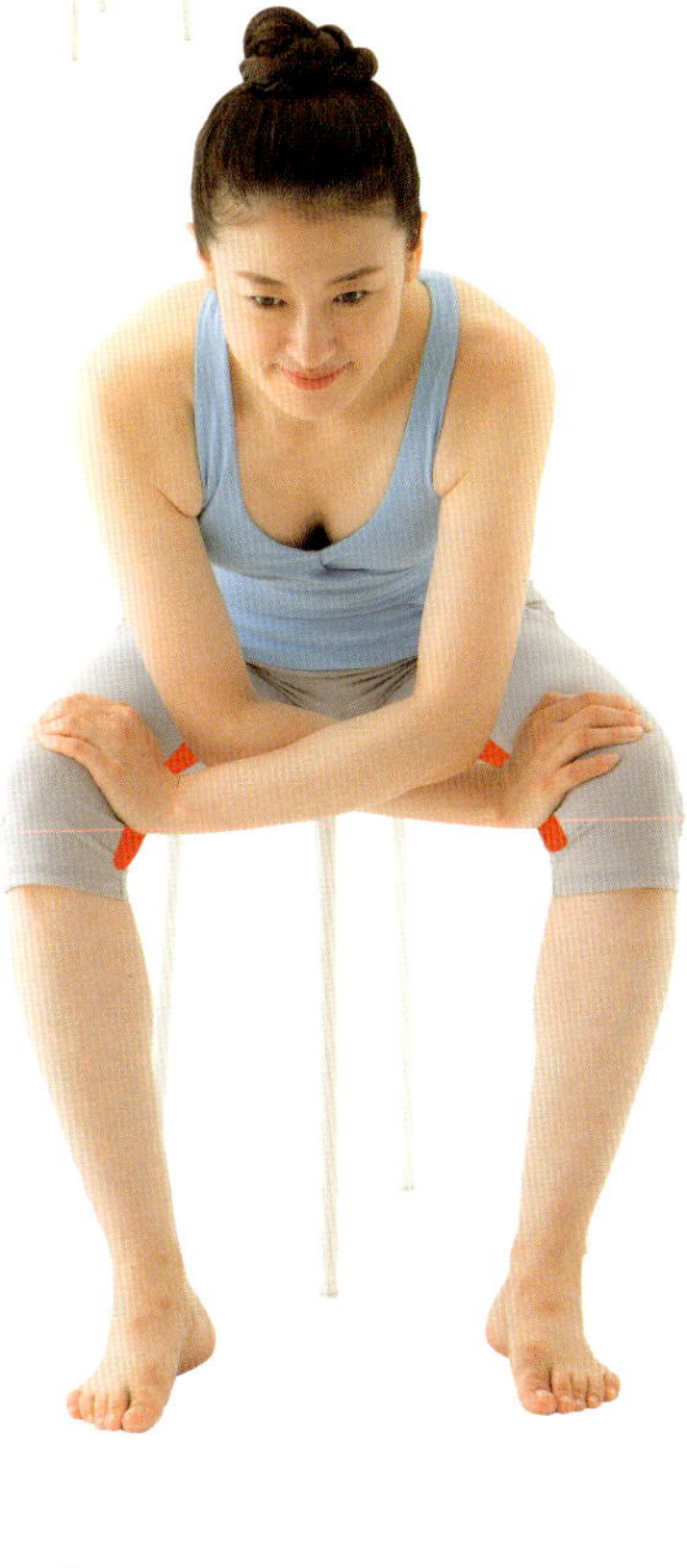

1 椅子に浅く座り、脚は肩幅より開く。両腕は交差させ、上半身は前へ深く倒し、両手の平はひざの上へのせ、息を止めずに５秒キープ。

横から見ると…

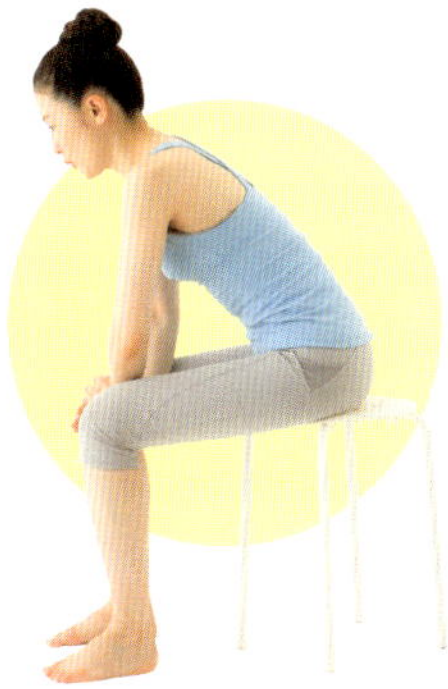

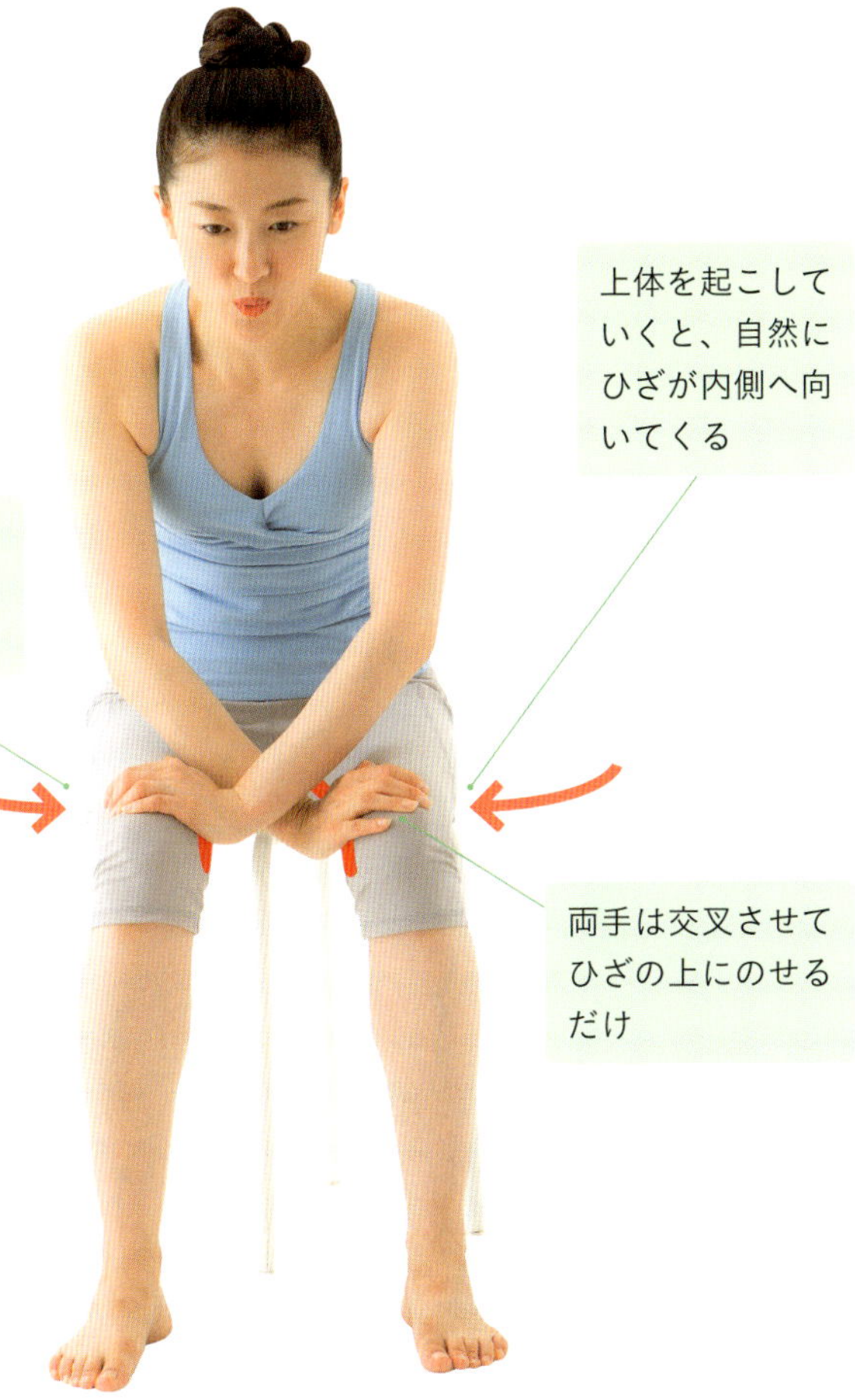
上体を起こしていくと、自然にひざが内側へ向いてくる
両手の平は、ひざの上にのせたまま、上体を起こしていく
両手は交叉させてひざの上にのせるだけ

2 ゆっくり息を吐きながら、上体を起こし、1へ戻る。

5秒腰トレ

07

「内《ない》転《てん》筋《きん》」を強化する②

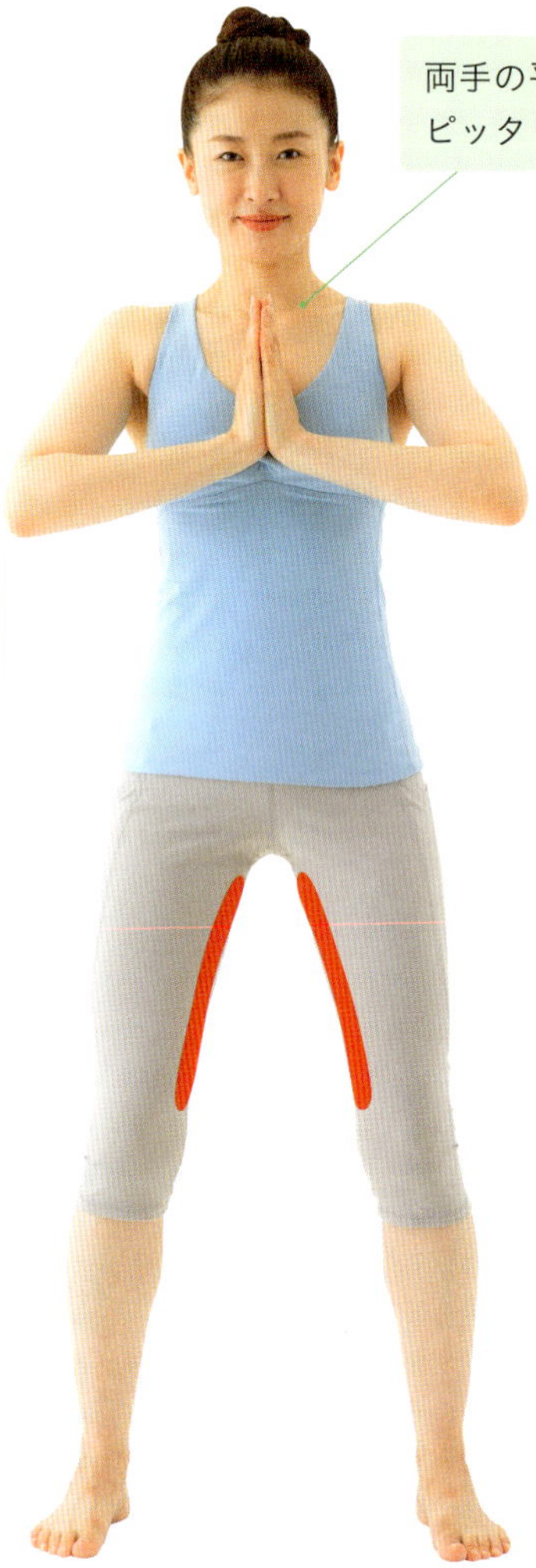

両手の平を
ピッタリ合わせる
ひじは身体の
側面から離す

横から見ると…

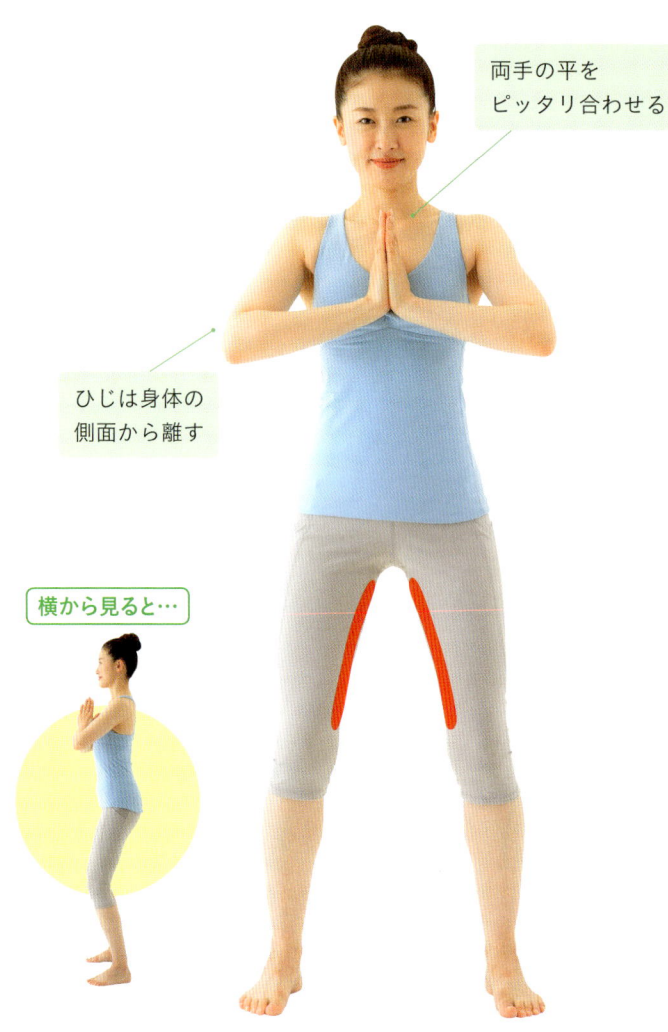

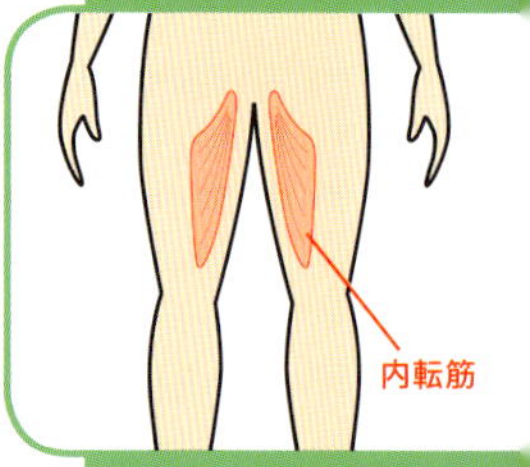

内転筋

1セット
×
10回

1 脚は肩幅より開いて立ち、ひざを軽く曲げる。両手の平を胸の位置で合わせ、両ひじは左右に張る。

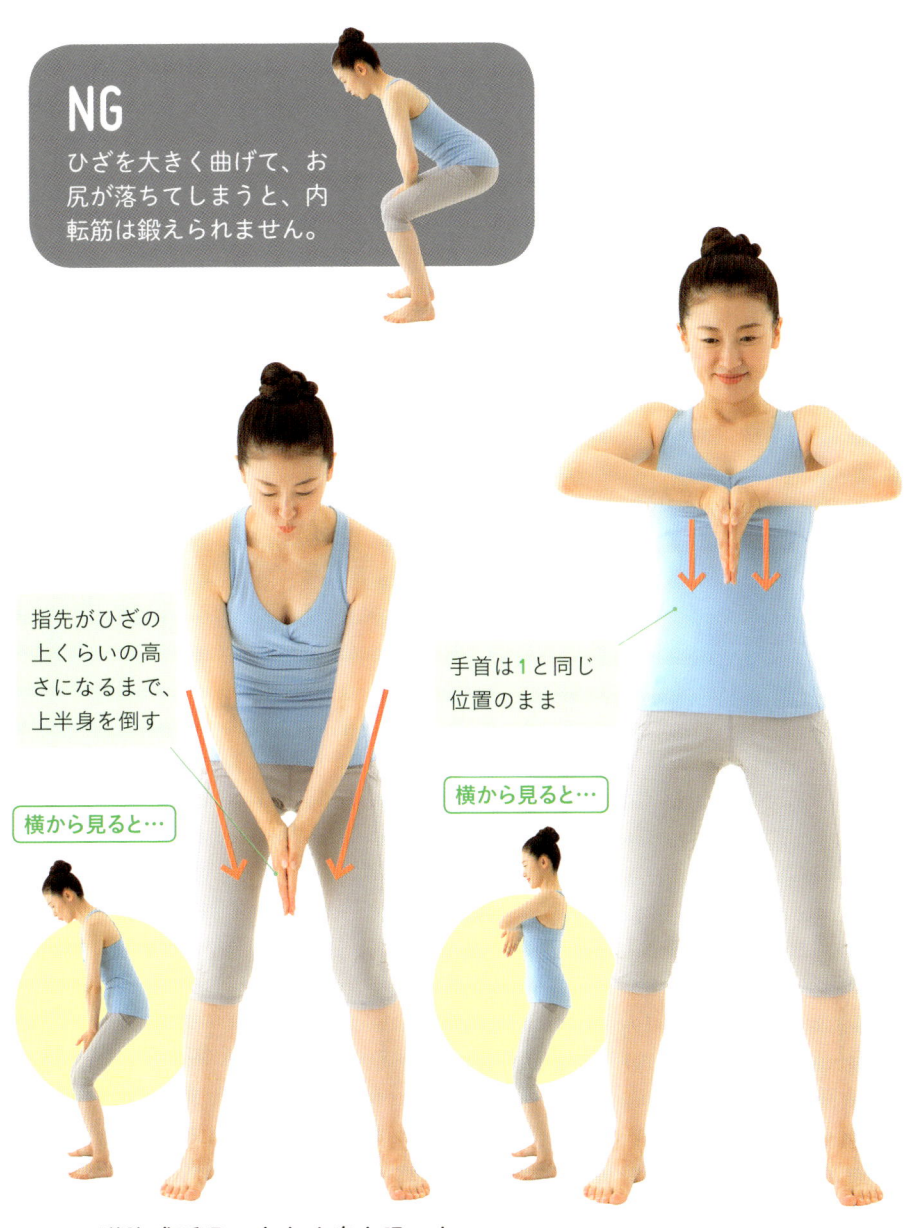

NG

ひざを大きく曲げて、お尻が落ちてしまうと、内転筋は鍛えられません。

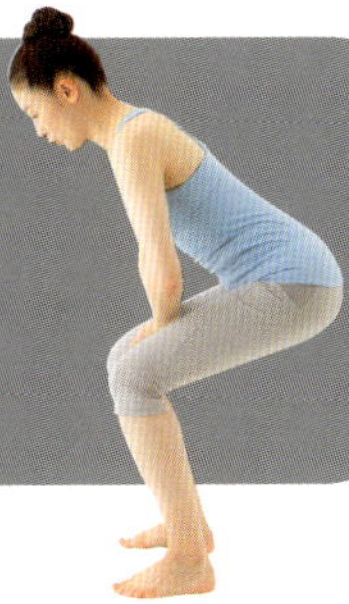

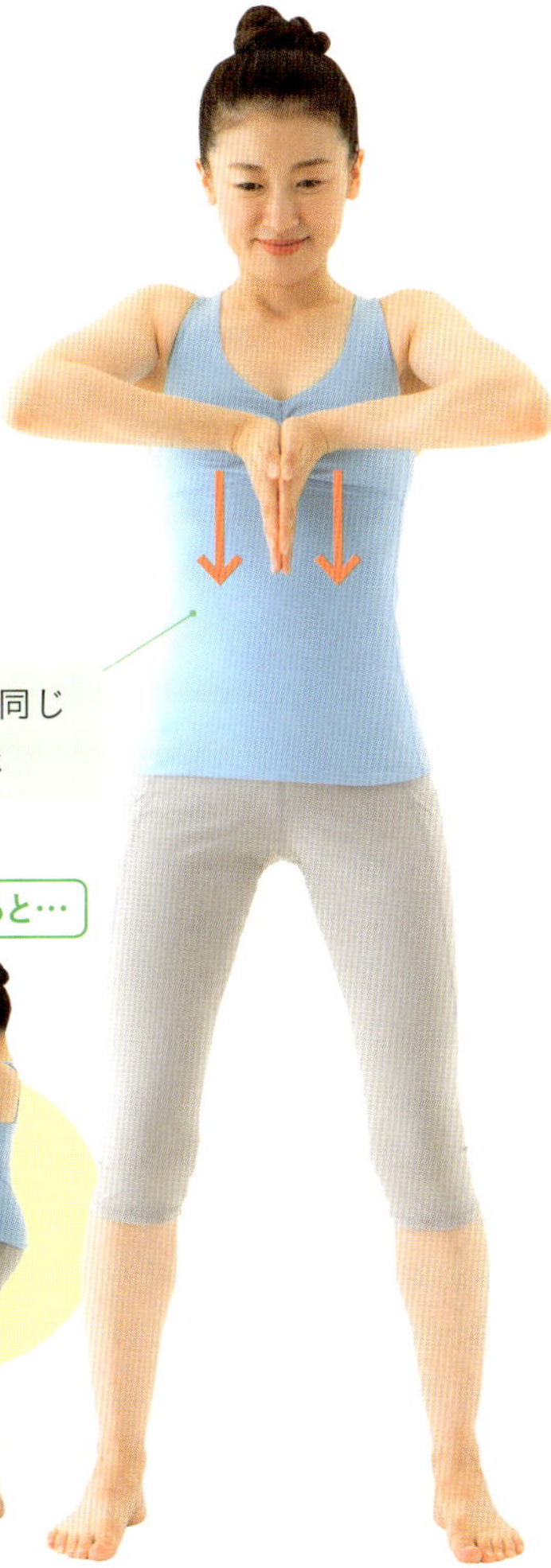

手首は1と同じ位置のまま

横から見ると…

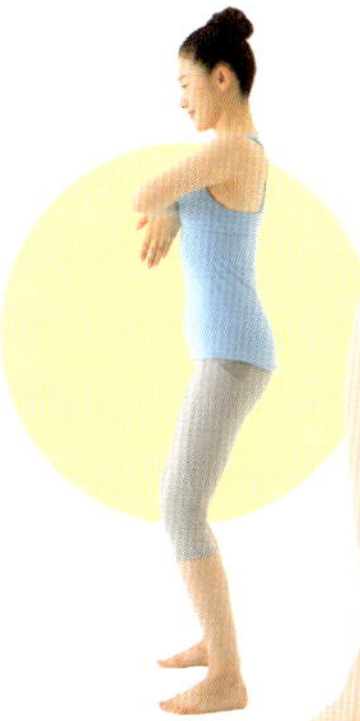

2

両手の指先は床へ向ける。

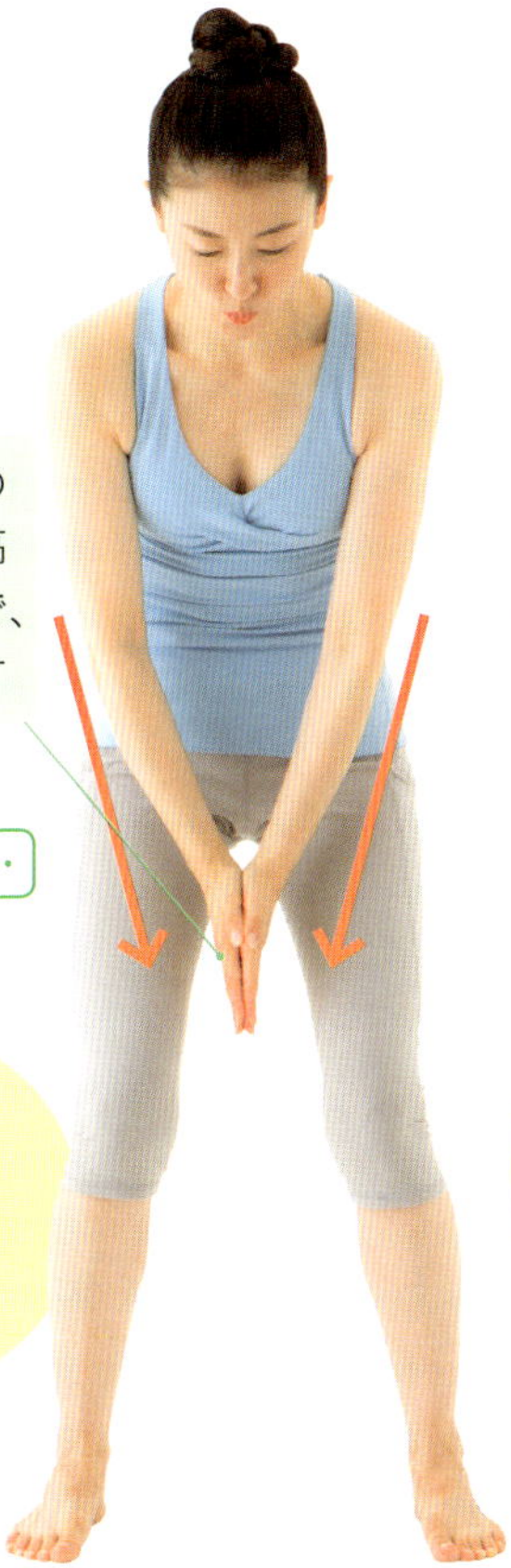

指先がひざの上くらいの高さになるまで、上半身を倒す

横から見ると…

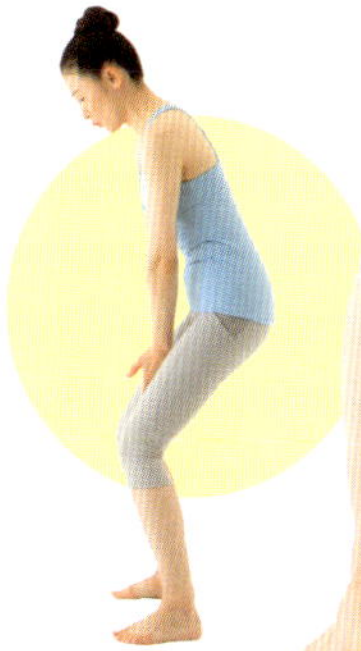

3

逆腹式呼吸で大きく息を吸いながら、上半身を前へ倒し、息を止めずに5秒キープ。ゆっくり息を吐きながら、1へ戻る。

5秒腰トレ

08

「内《ない》転《てん》筋《きん》」を強化する③

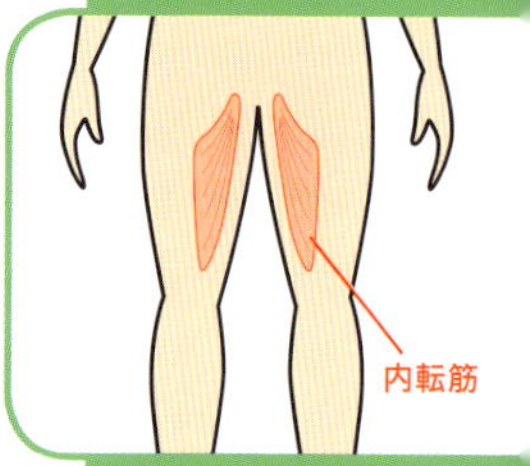
内転筋

1セット
×
10回

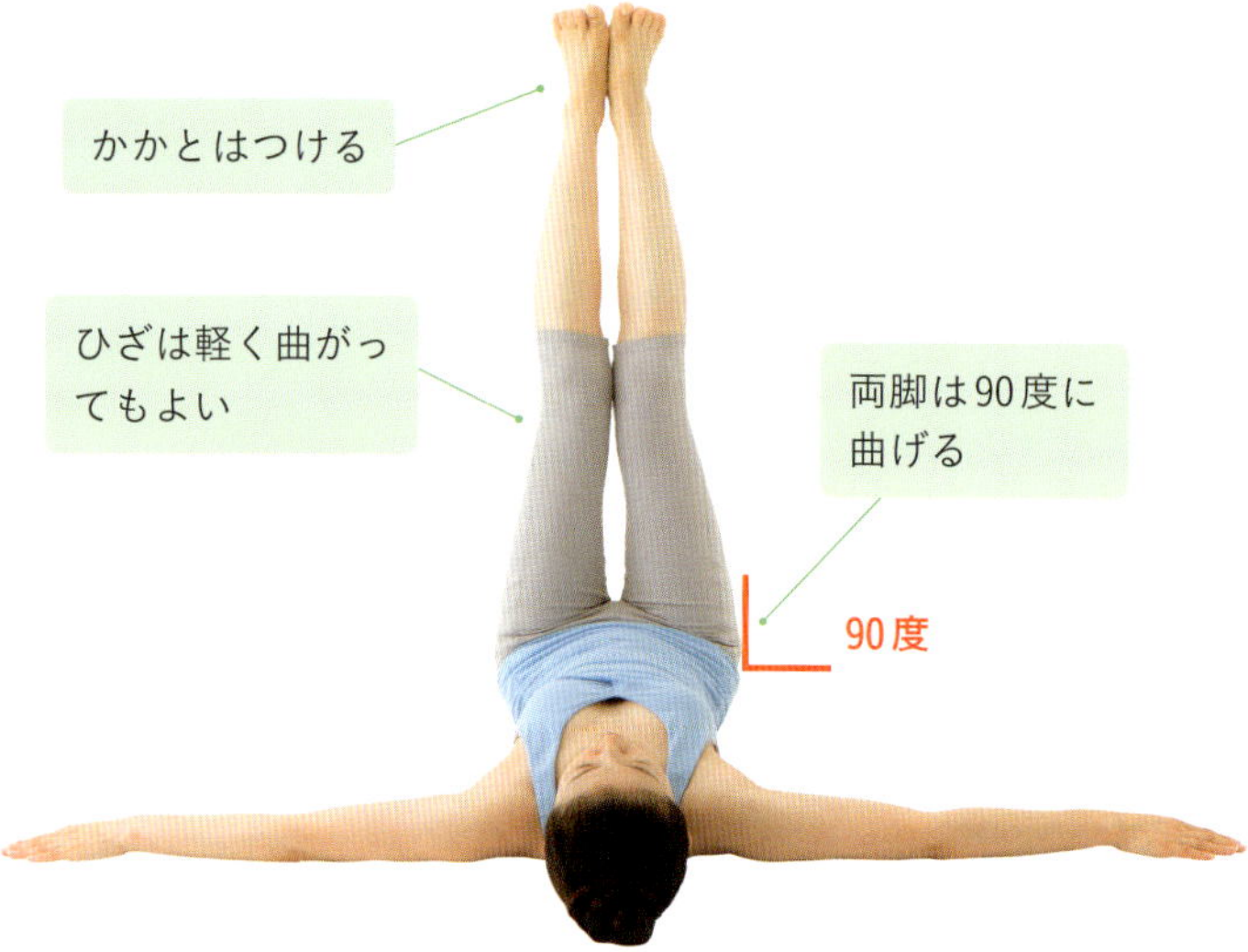
かかとはつける
ひざは軽く曲がってもよい
両脚は90度に曲げる
90度

1 仰向けになり、両腕は肩の位置で左右に伸ばす。両脚は閉じてかかとをつけ、床に対して90度に上げる。

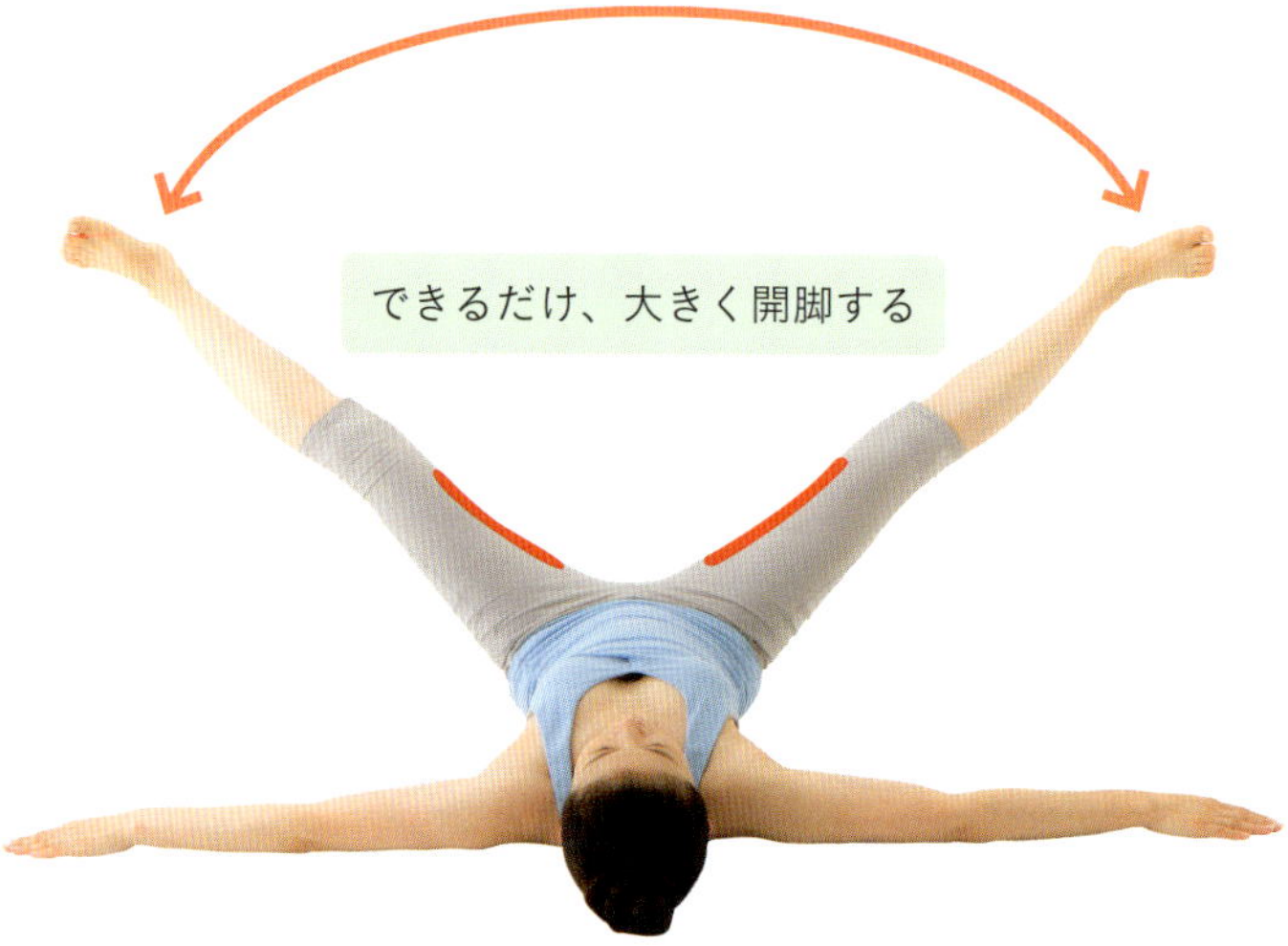
できるだけ、大きく開脚する

2 逆腹式呼吸で大きく息を吸いながら、両脚を開き、息を止めずに5秒キープ。ゆっくり息を吐きながら、1へ戻る。

5秒腰トレ

09

「脊《せき》柱《ちゅう》起《き》立《りつ》筋《きん》」を強化する①

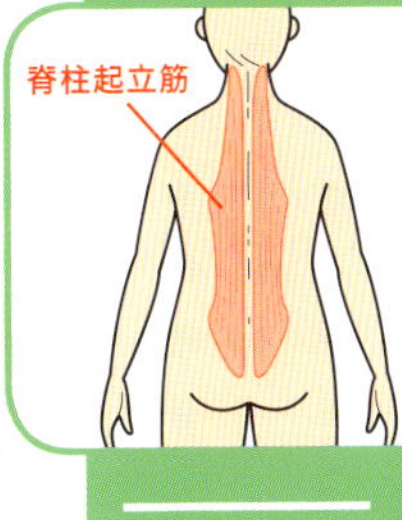
脊柱起立筋

1セット×10回

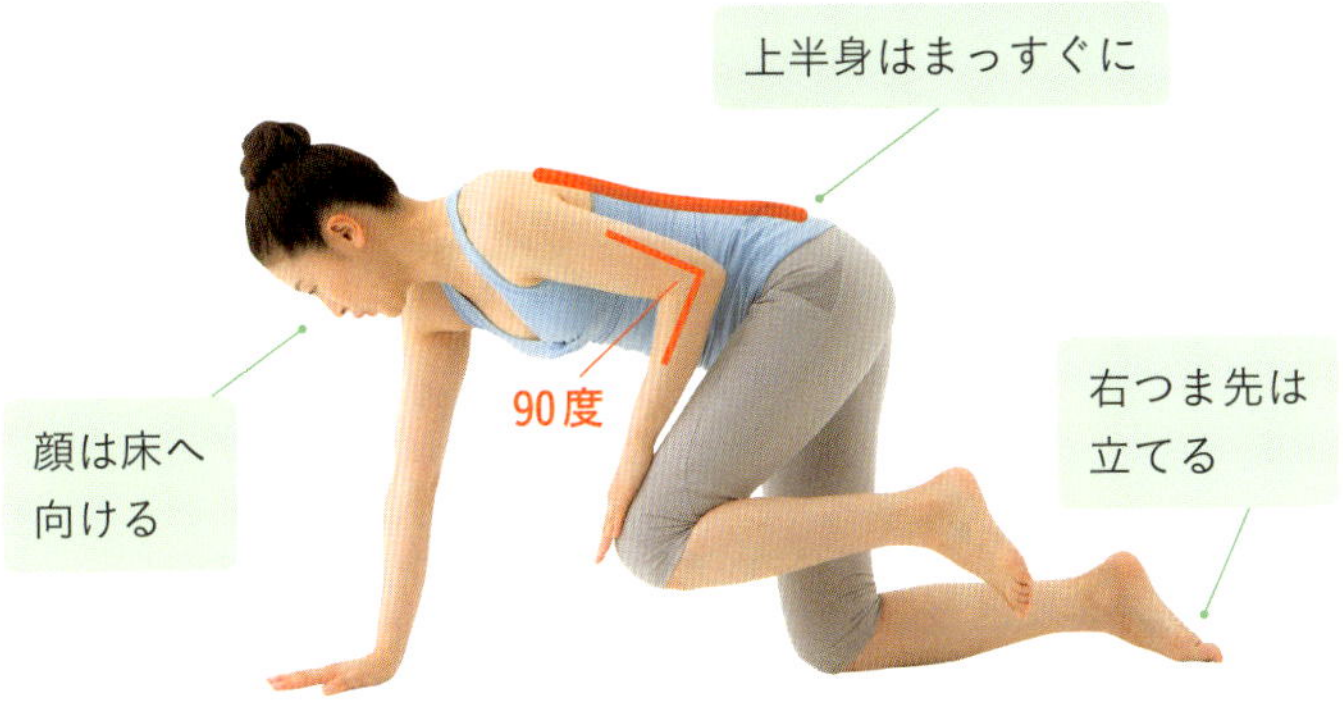
上半身はまっすぐに
90度
顔は床へ向ける
右つま先は立てる

1 四つんばいになる。左ひざを曲げて前へ出し、左腕は90度に曲げ、左手の平はひざの上にのせる。

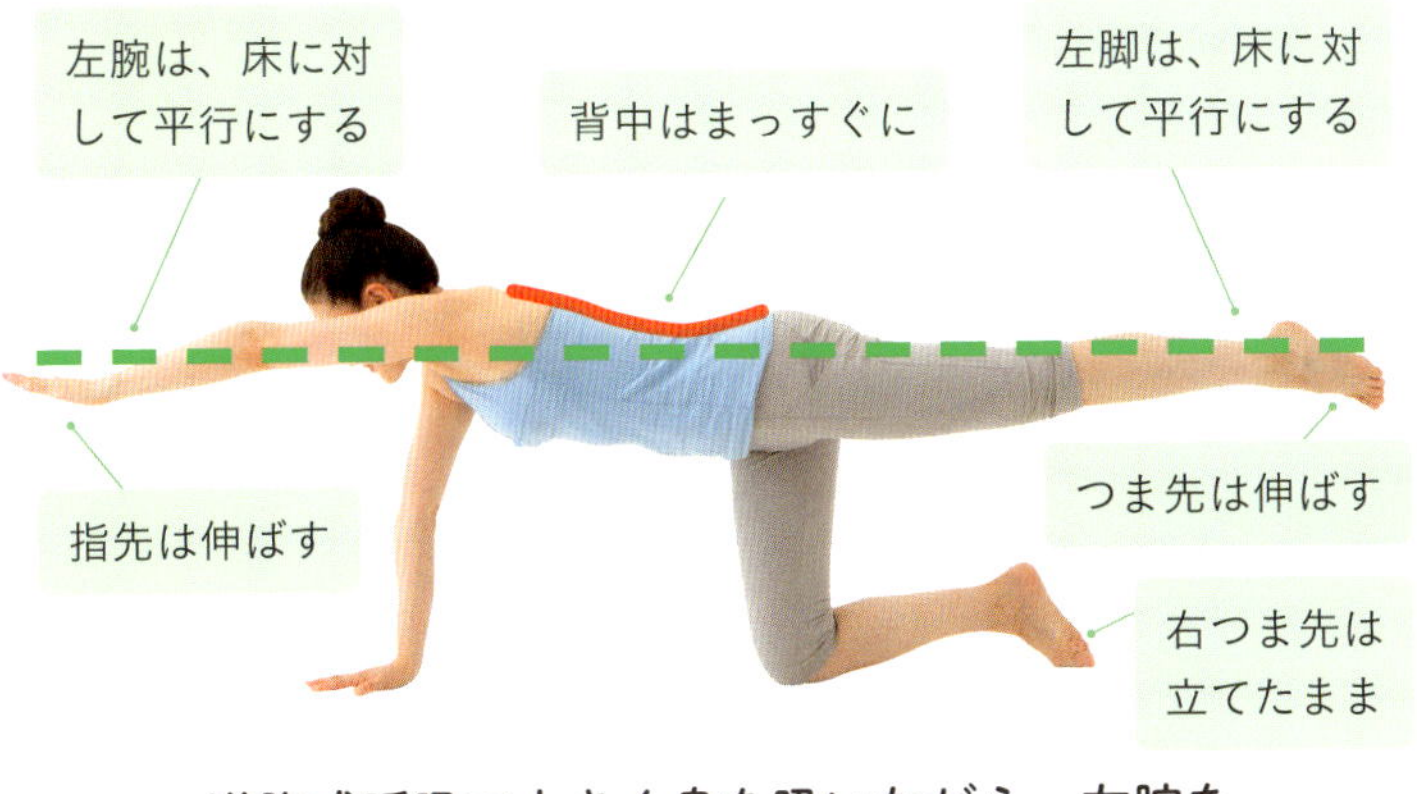
左腕は、床に対して平行にする
背中はまっすぐに
左脚は、床に対して平行にする
指先は伸ばす
つま先は伸ばす
右つま先は立てたまま

2 逆腹式呼吸で大きく息を吸いながら、左腕を前へ、左脚を後ろへ同時に伸ばし、息を止めずに5秒キープ。ゆっくり息を吐きながら、1へ戻る。反対側も同様にする。

NG

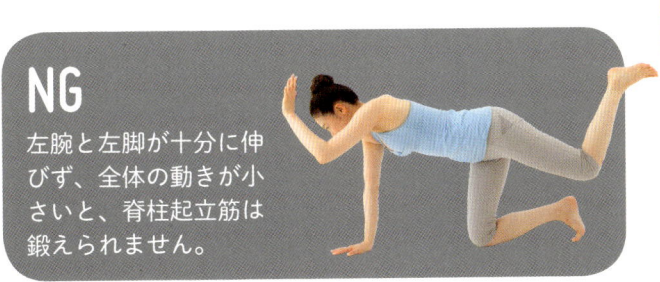

左腕と左脚が十分に伸びず、全体の動きが小さいと、脊柱起立筋は鍛えられません。

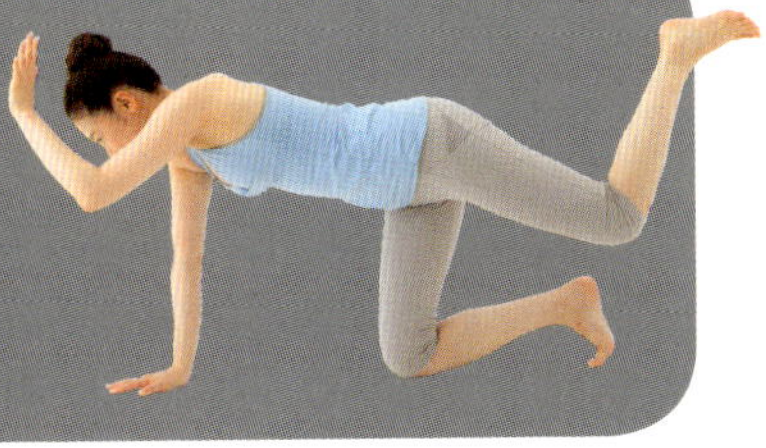

5秒腰トレ
10

「脊《せき》柱《ちゅう》起《き》立《りつ》筋《きん》」を強化する②

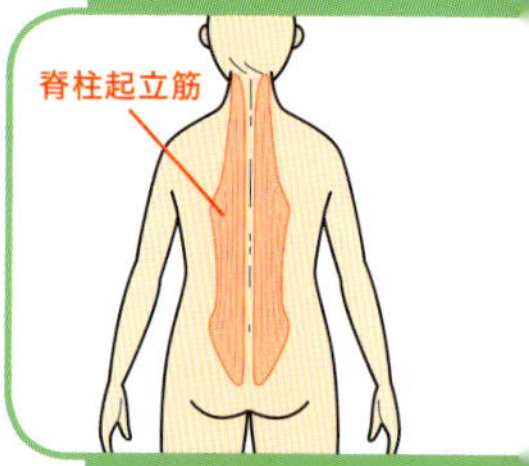

脊柱起立筋

1セット
×
10回

1 脚は肩幅より開いて立つ。右腕は軽く開き、左腕はひじを90度に曲げ、腰に手をあてる。

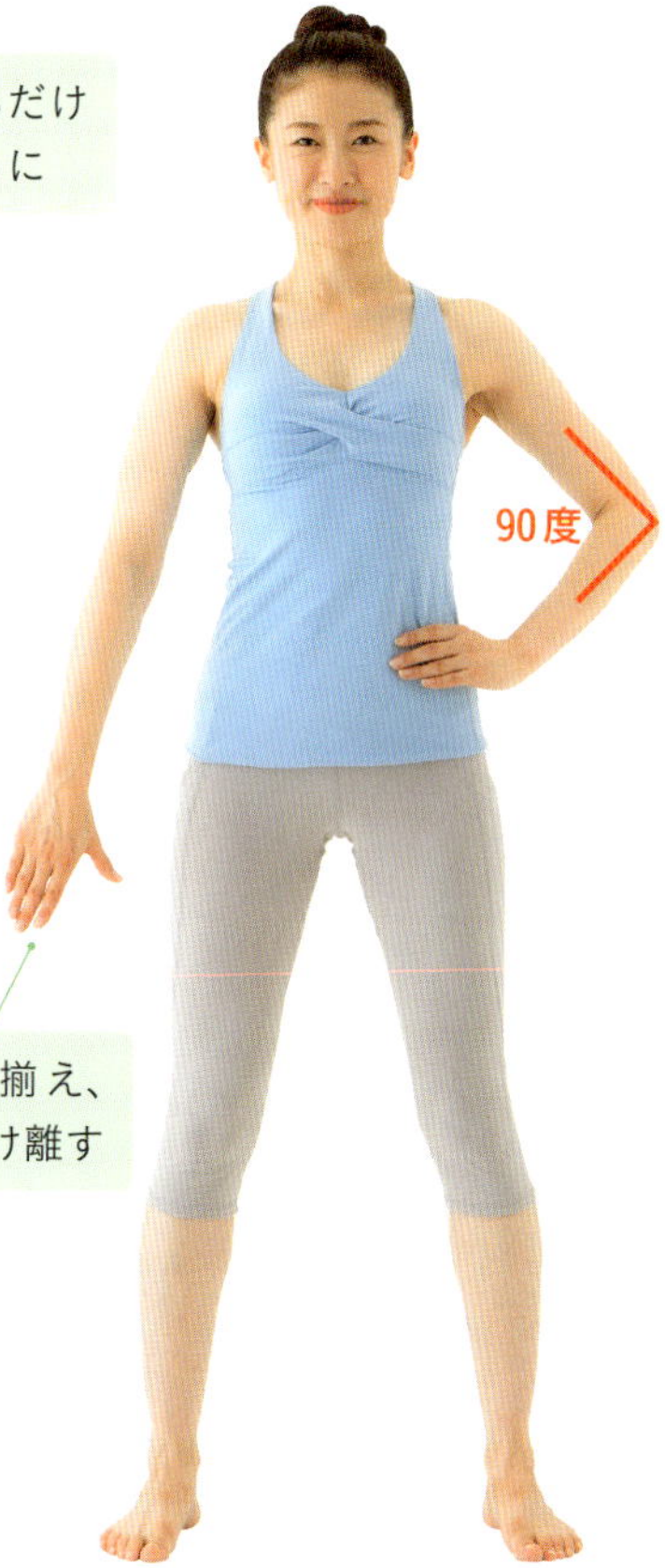

90度
指先は揃え、
親指だけ離す

2 右手は、斜め左へ向ける。

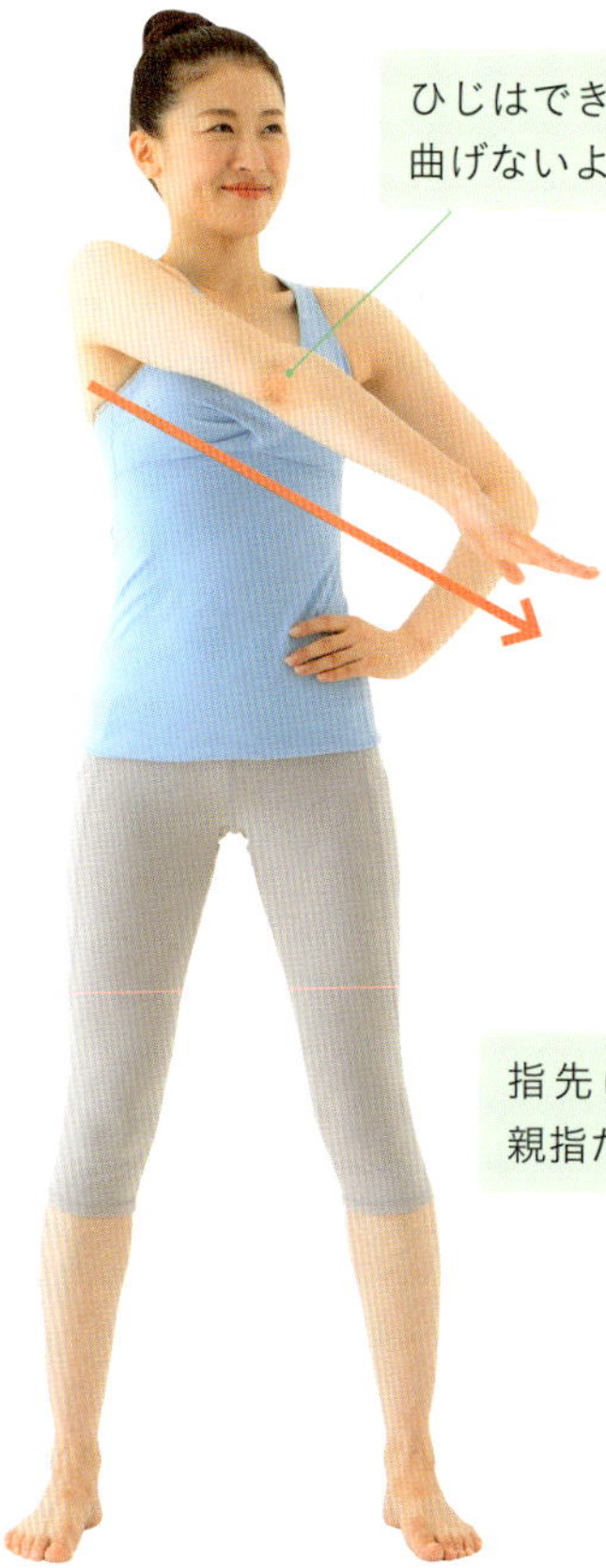

ひじはできるだけ
曲げないように

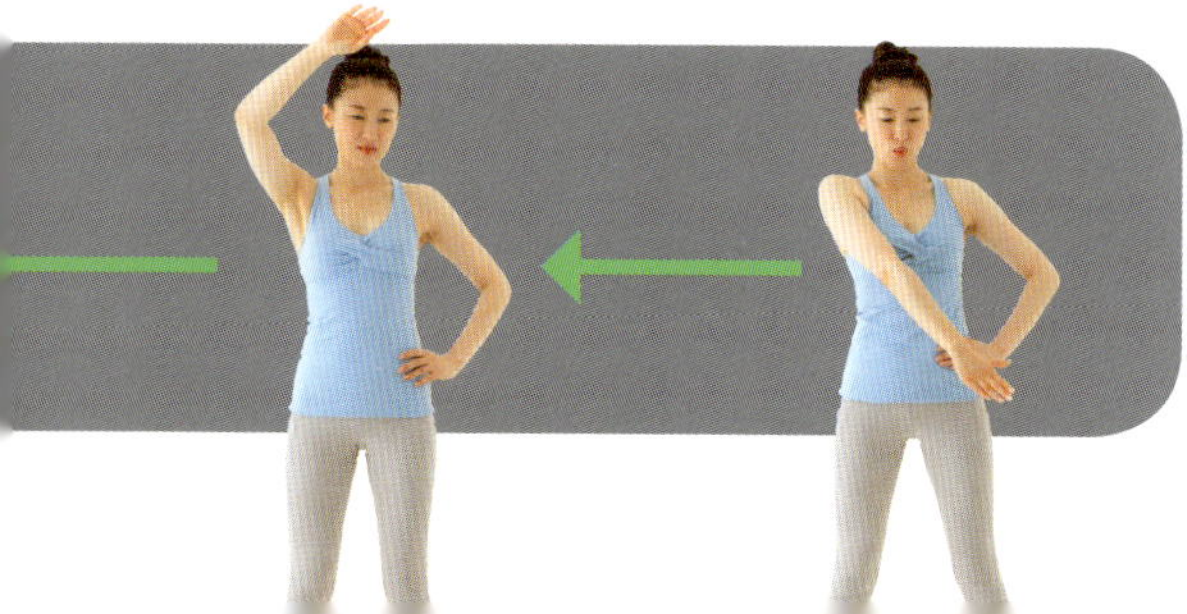

3 逆腹式呼吸で大きく息を吸いながら、右腕を斜め右に上げ、息を止めずに5秒キープ。

4 ゆっくり息を吐きながら、1へ戻る。反対側も同様にする。

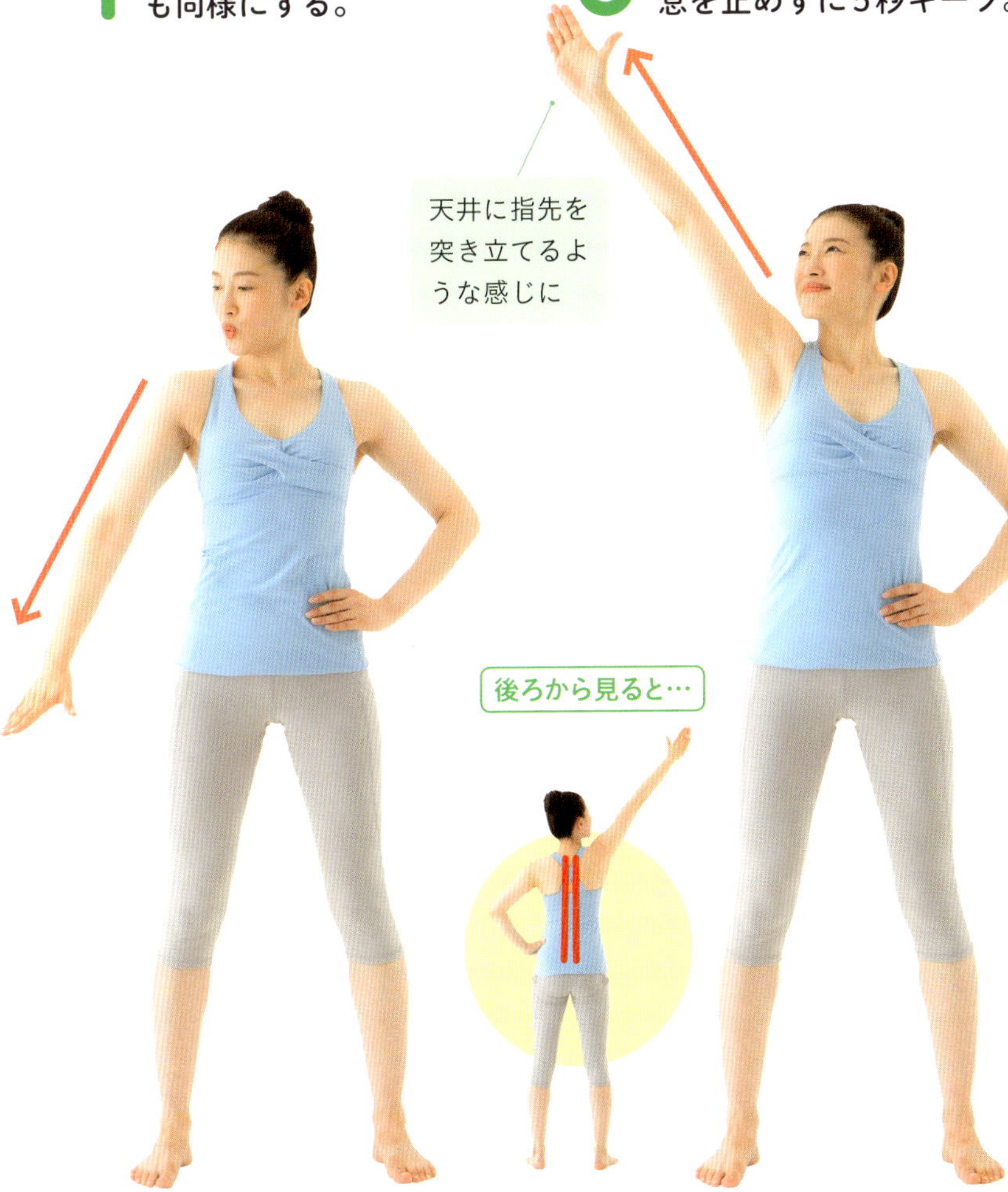
天井に指先を突き立てるような感じに
後ろから見ると…

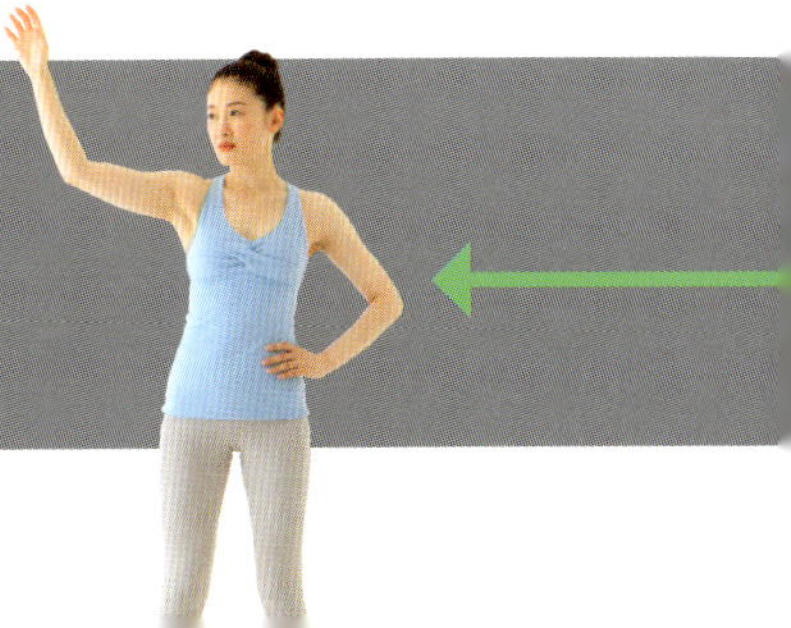

NG

ひじが曲がり、腕をまわす動きが小さいと、
脊柱起立筋は鍛えられません。

5秒腰トレ
11

「脊《せき》柱《ちゅう》起《き》立《りつ》筋《きん》」を強化する③

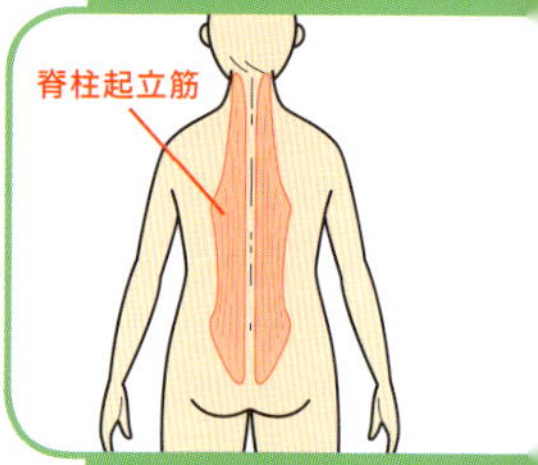

1セット
×
10回

走るときのポーズをつくる

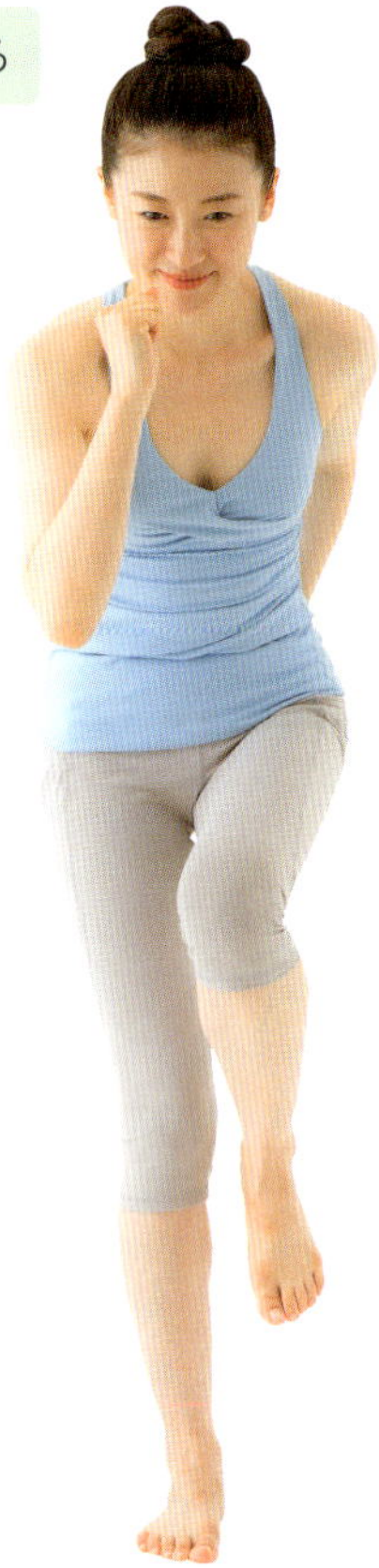

横から見ると…

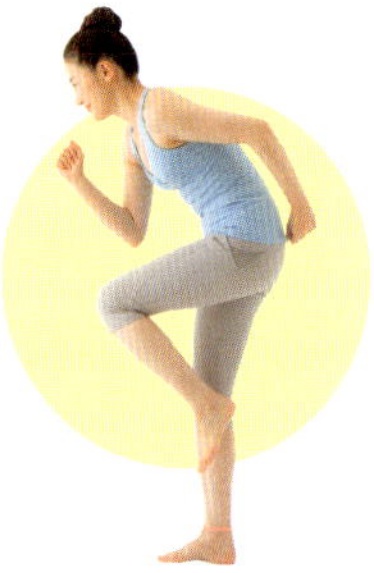

1 脚は閉じて立ち、両手はグーにする。右腕はひじを曲げて前へ出し、左腕はひじを軽く曲げて後ろへ引く。左ももは上げ、ひざを曲げる。

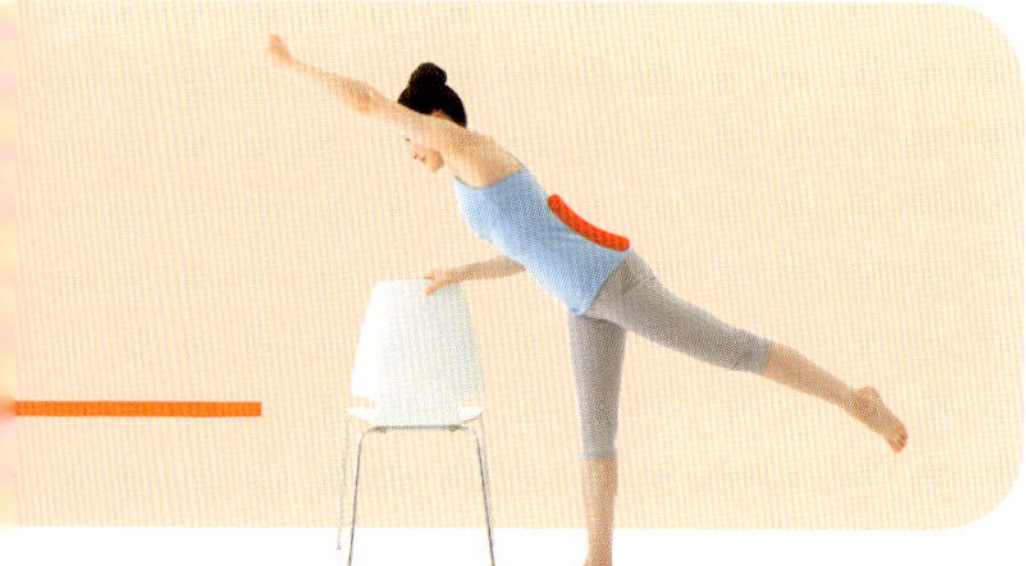

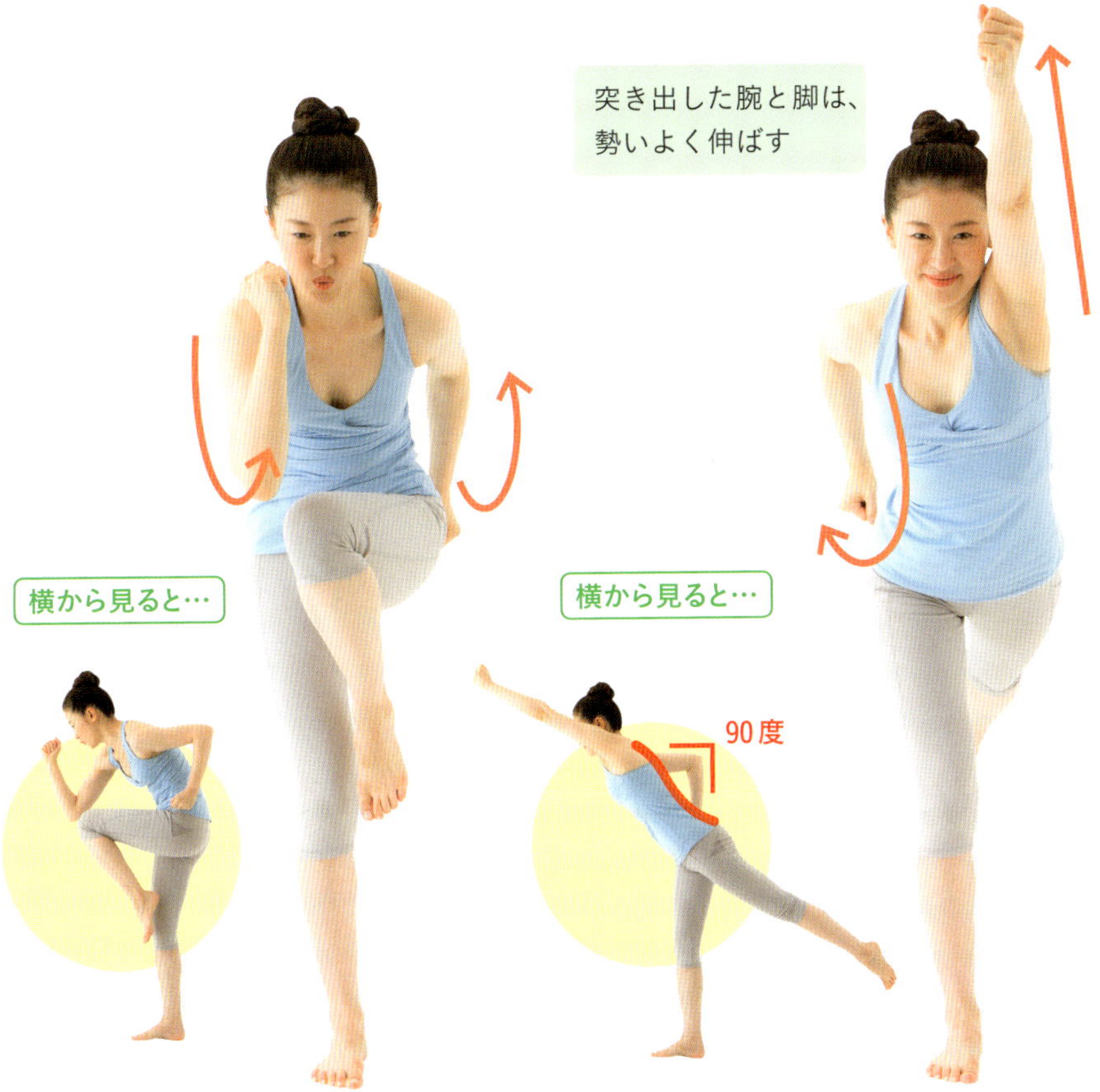
突き出した腕と脚は、
勢いよく伸ばす
横から見ると…
横から見ると…
90度

2 逆腹式呼吸で大きく息を吸いながら、左腕はまっすぐ前へ突き出し、左脚は後ろへ伸ばす。右腕はひじを90度に曲げて後ろへ引き、息を止めずに5秒キープ。

3 ゆっくり息を吐きながら、1へ戻る。反対側も同様にする。

お助けプラン

このトレーニングは、片脚だけで立つので、体幹がしっかりしていないと、よろけてしまうことがあります。椅子を使って行うと身体が安定して、よろける心配はありません。片手で椅子の背をつかんでトレーニングをしても、脊柱起立筋が鍛えられます。

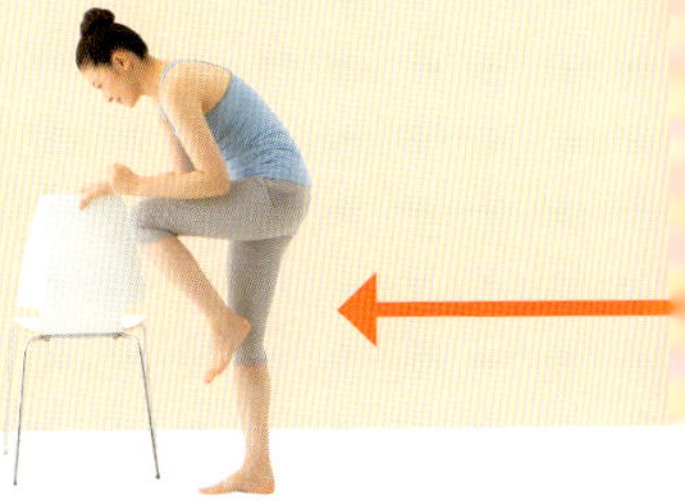

5秒腰トレ
12

「腸《ちょう》腰《よう》筋《きん》」を強化する①

1 脚は閉じて立ち、つま先は少し開く。
胸の下で手を組み、左太ももを手の位置まで上げ、ゆっくり息を吐く。

横から見ると…

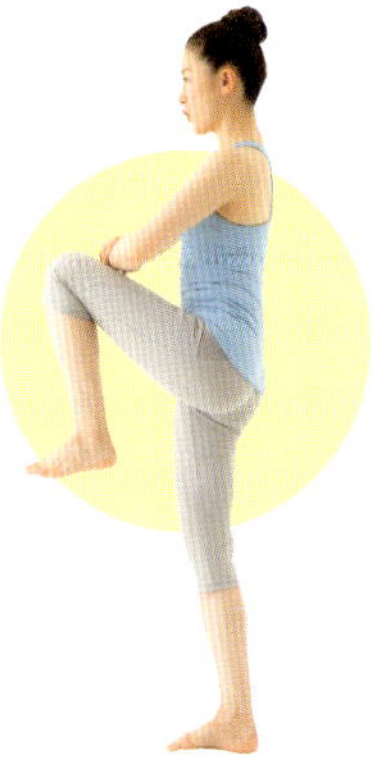

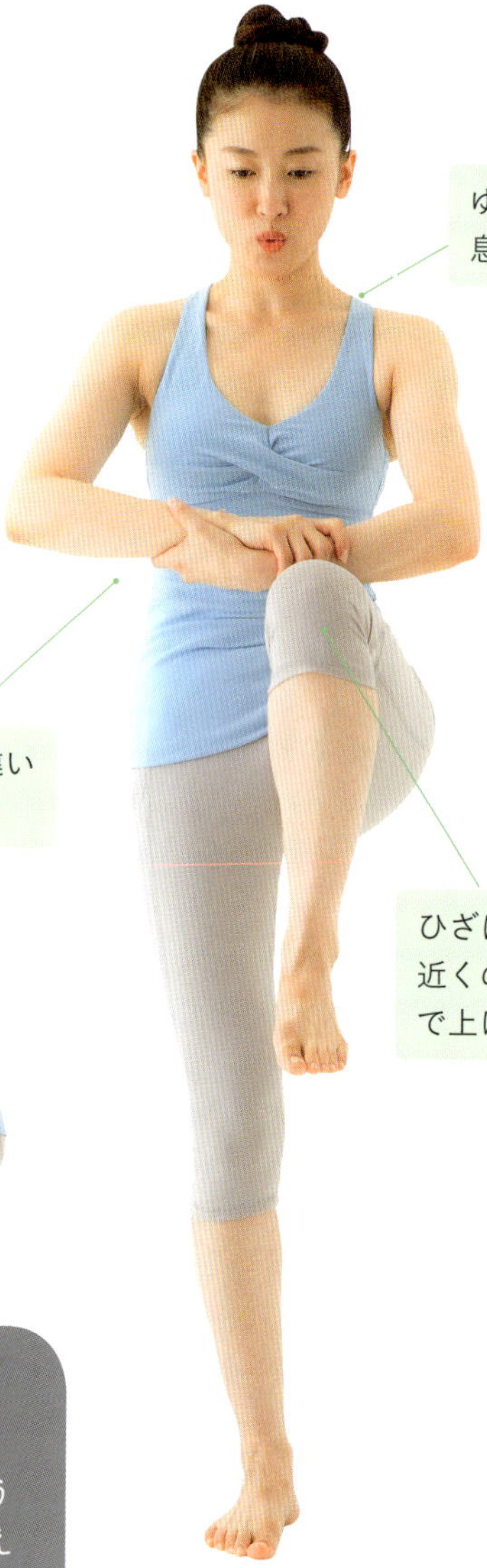

ゆっくり
息を吐く

両手は互い違いに組む

ひざは、胸の近くの高さまで上げる

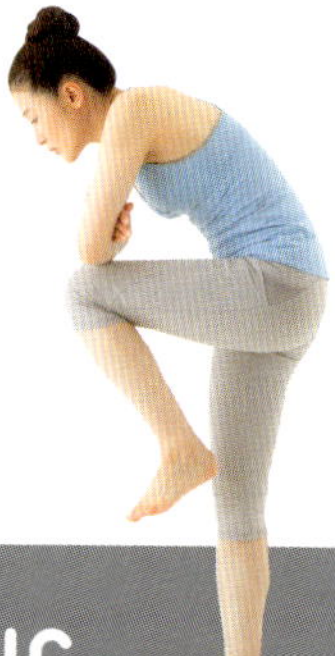

NG
猫背になって行うと、腸腰筋は鍛えられません。

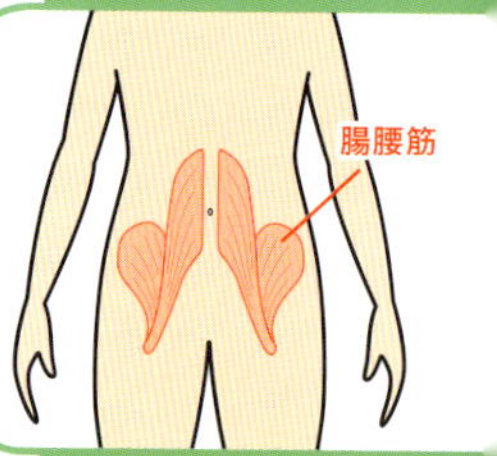

1セット
×
10回

2 逆腹式呼吸で大きく息を吸いながら、左脚を後ろへ引き、息を止めずに5秒キープ。ゆっくり息を吐きながら、1へ戻る。反対側も同様にする。

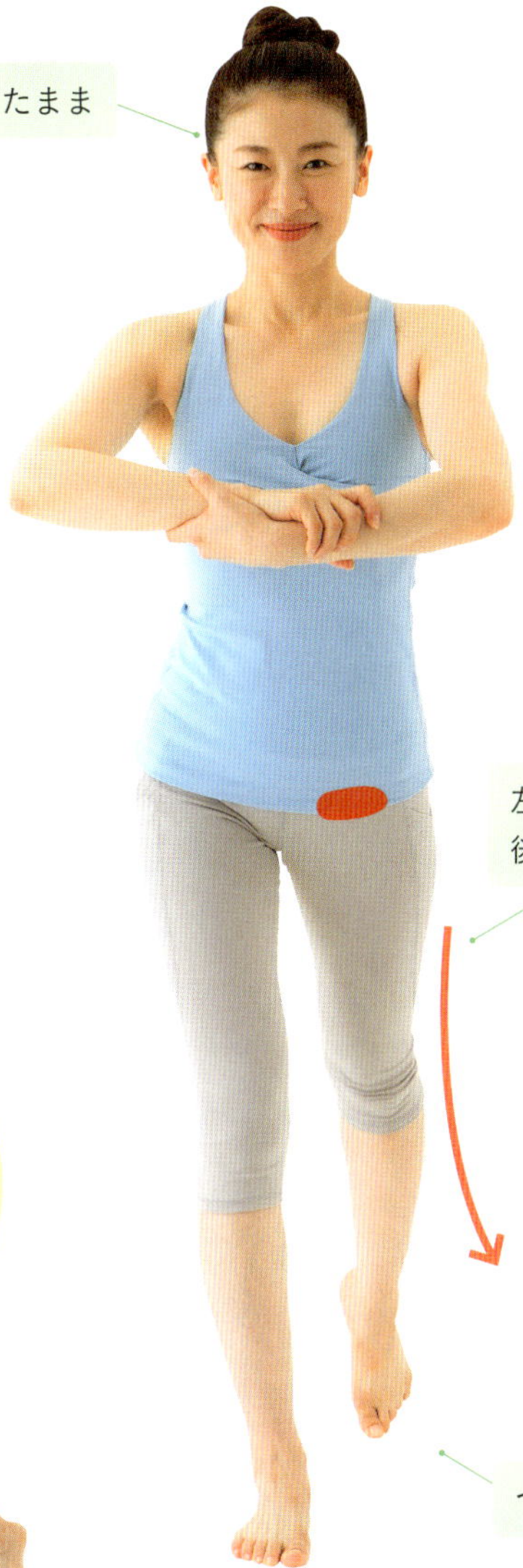
頭は固定したまま
上半身は固定
したまま
左脚は、勢いよく
後ろへ引く
つま先は伸ばす

横から見ると…

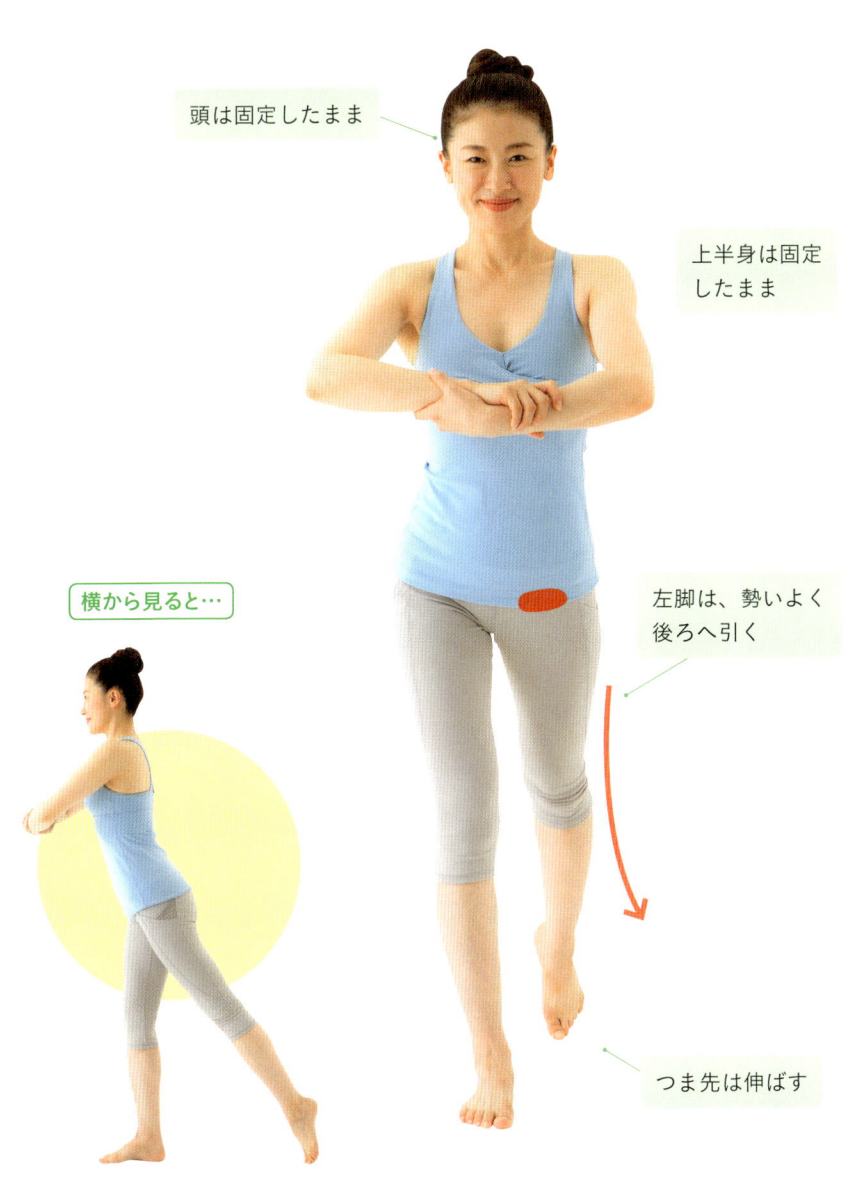

5秒腰トレ 13

「腸《ちょう》腰《よう》筋《きん》」を強化する②

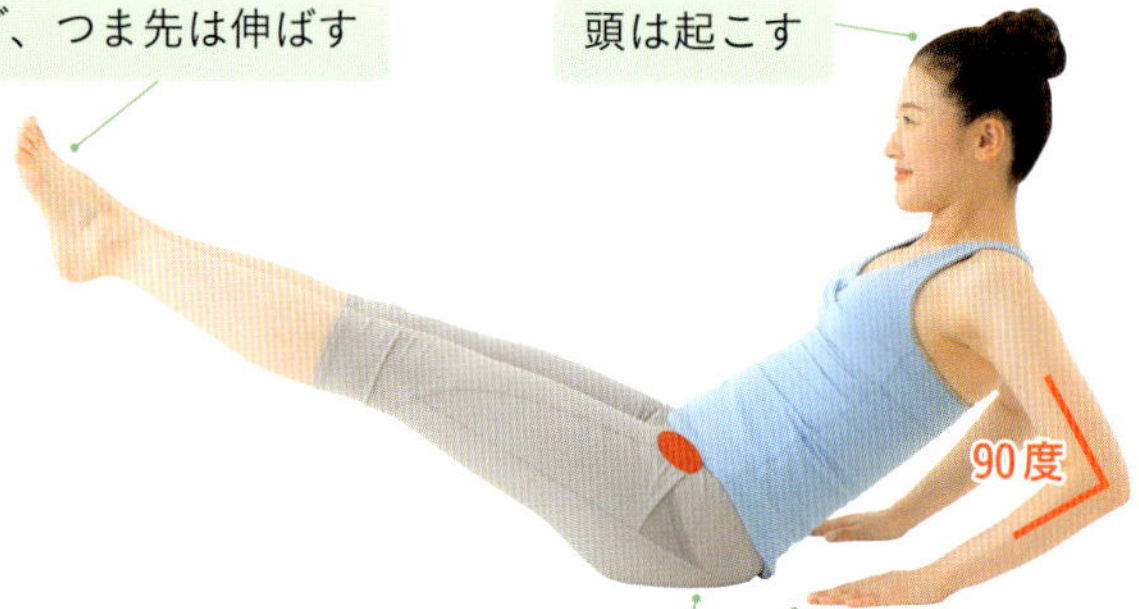

ひざ、つま先は伸ばす
頭は起こす
90度
お尻と手の平で、身体を支える

1

体育座りをする。両ひじを90度に曲げ、両手の平を床につける。両脚はつま先まで揃えて上げる。

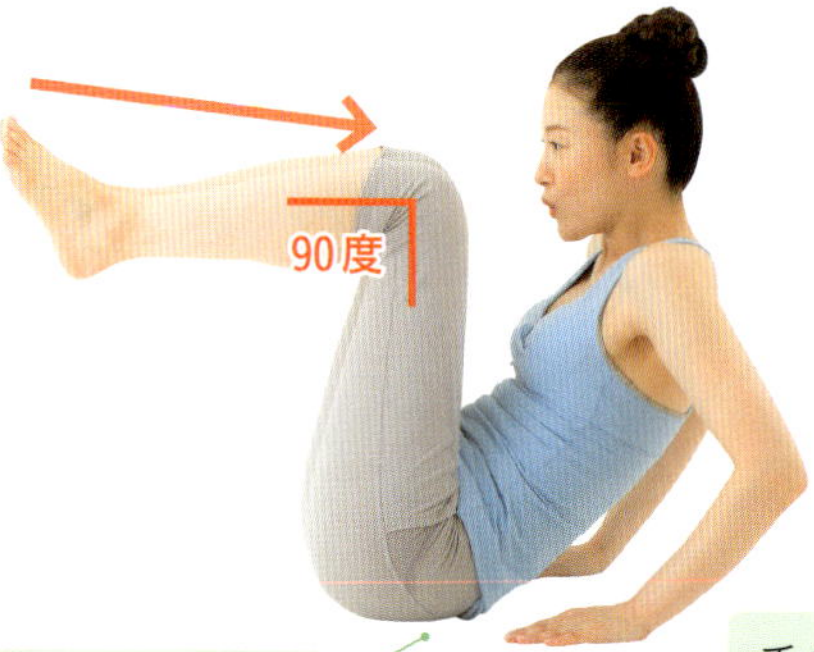

90度
腰の位置はそのまま
手の平は
床につけたまま

2

逆腹式呼吸で大きく息を吸いながら、両ひざを90度に曲げて体へ引き寄せ、息を止めずに5秒キープ。ゆっくり息を吐きながら、1へ戻る。反対側も同様にする。

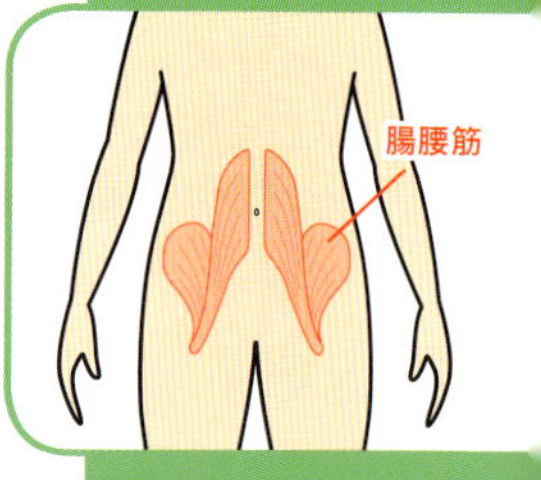

腸腰筋

1セット
×
10回

お助けプラン

腰痛がきついときは、仰向けになり、両腕は身体の側面におき、脚だけを同様にトレーニングしても、腸腰筋は鍛えられます。

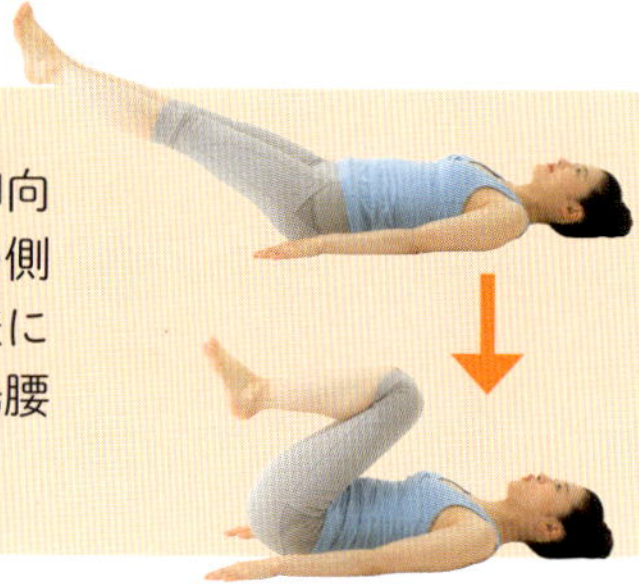

5秒腰トレ 14

「腸《ちょう》腰《よう》筋《きん》」を強化する③

1セット×10回

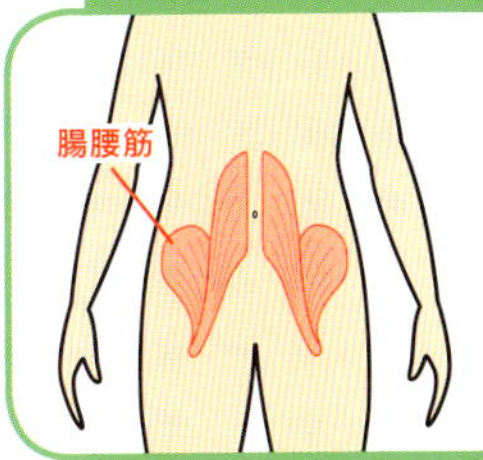
腸腰筋

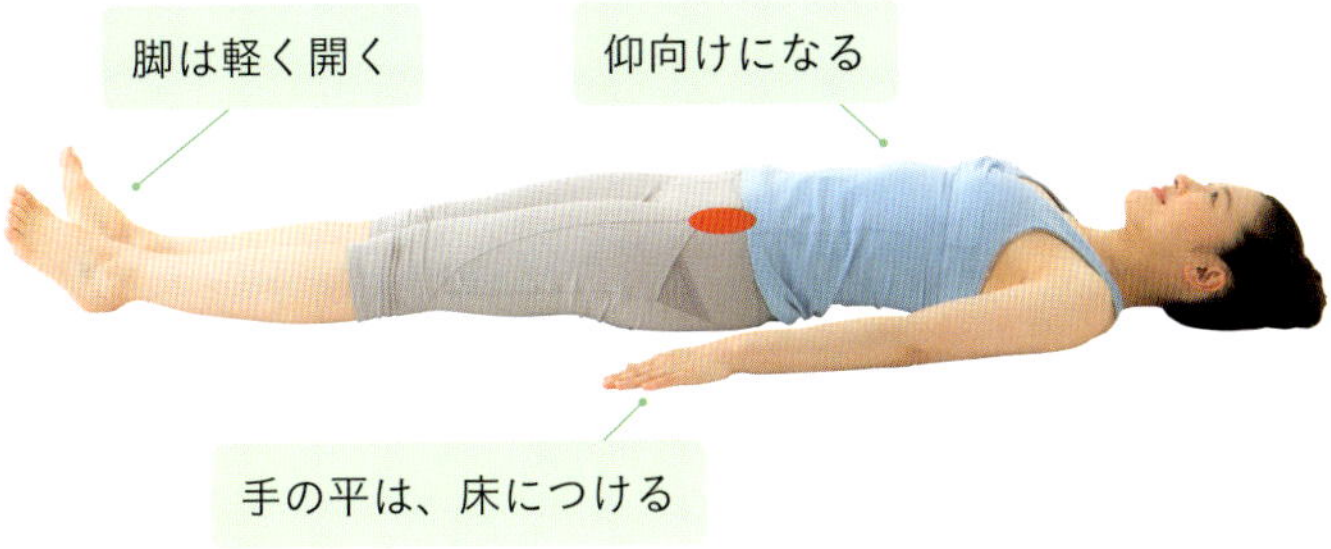
脚は軽く開く
仰向けになる
手の平は、床につける

1 仰向けになって、両腕は身体の側面におき、両脚は軽く開く。

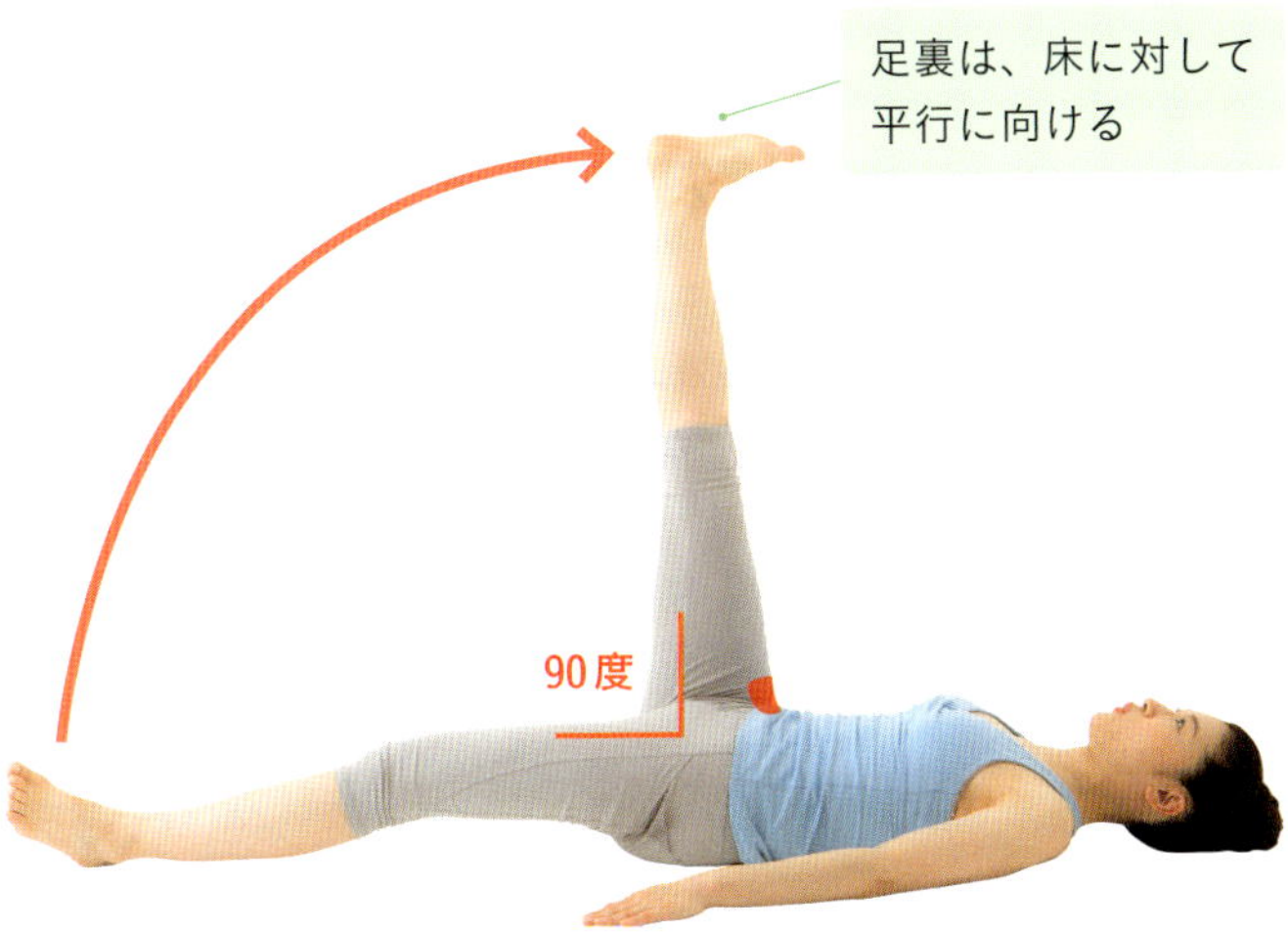
足裏は、床に対して平行に向ける
90度

2 逆腹式呼吸で大きく息を吸いながら、右脚を床に対して90度に上げ、息を止めずに5秒キープ。ゆっくり息を吐きながら、1へ戻る。反対側も同様にする。

お助けプラン

2のポーズがきつい人は、ひざを少し曲げても、腸腰筋は鍛えられます。

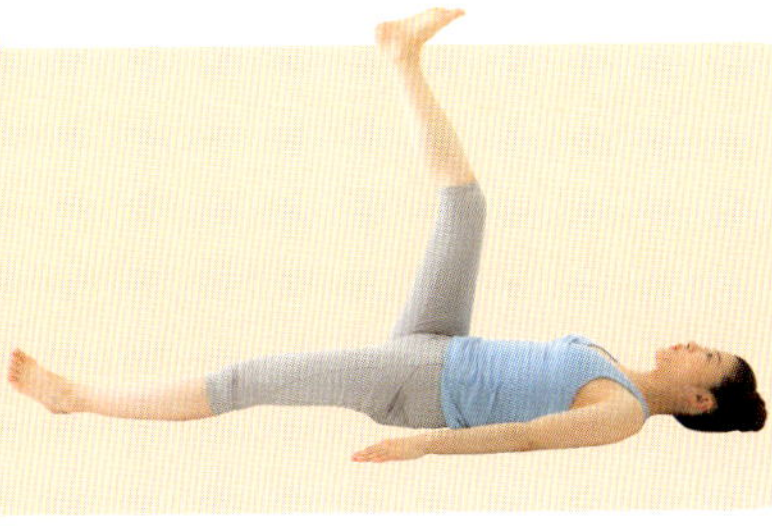

サブトレ 01

「ハムストリングス」を強化する

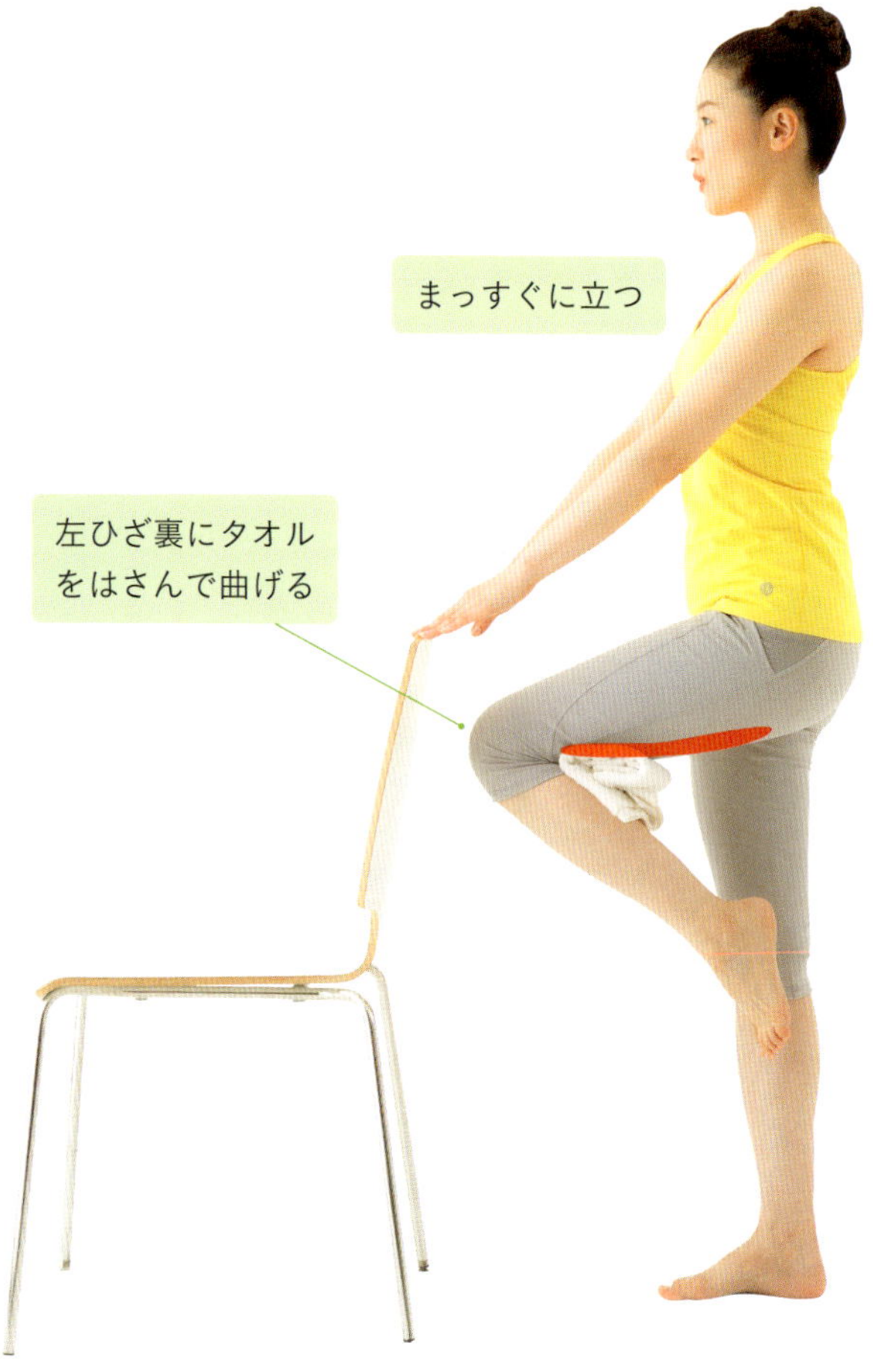
まっすぐに立つ
左ひざ裏にタオルをはさんで曲げる

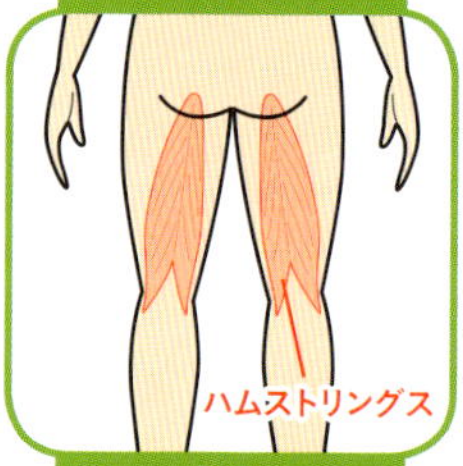

1セット×10回

1 椅子の後ろに立ち、左ひざ裏に折り畳んだタオルをはさむ。両手を椅子の背の上部にあて、左ひざを前へ曲げる。

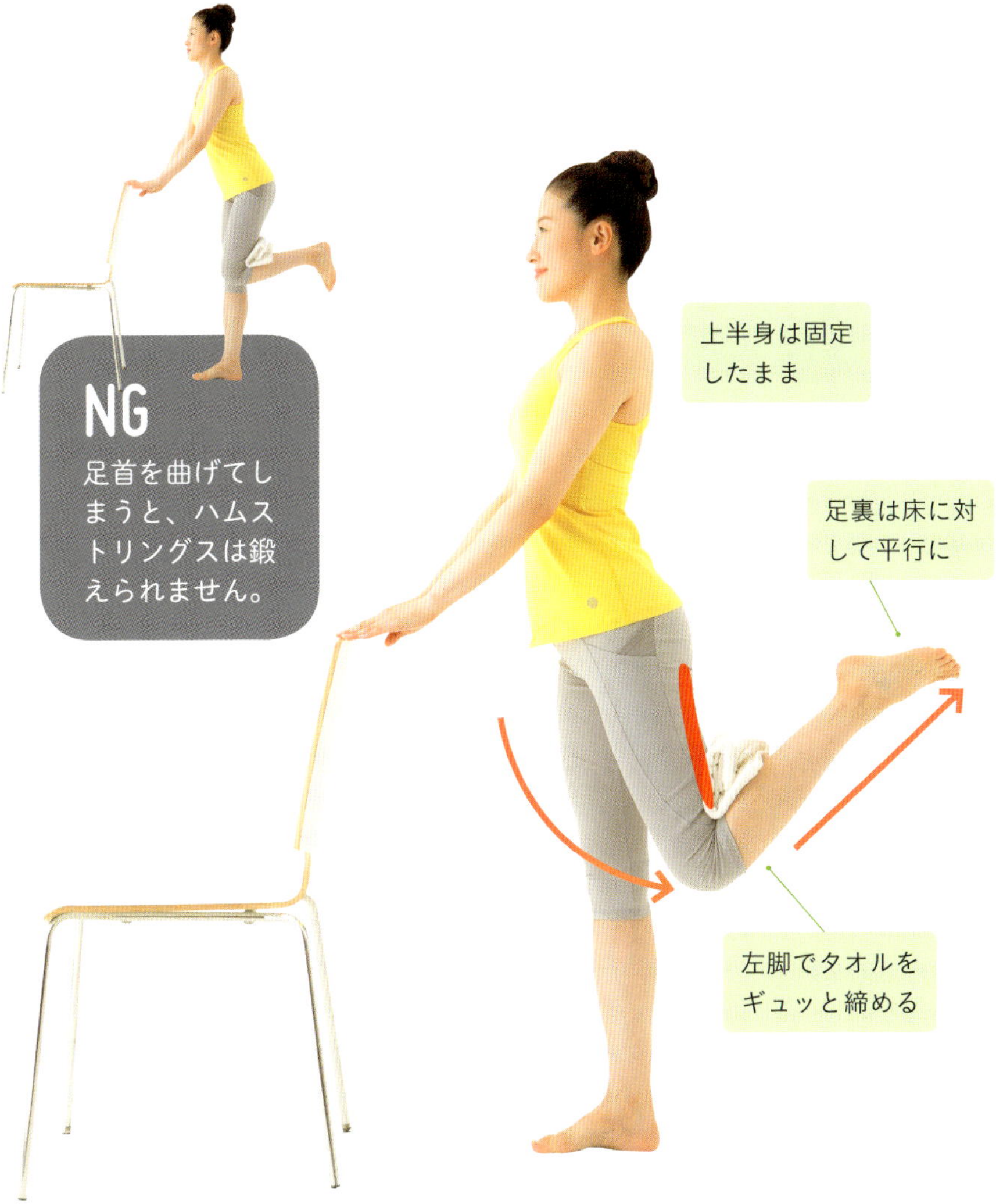
NG
足首を曲げてしまうと、ハムストリングスは鍛えられません。
上半身は固定したまま
足裏は床に対して平行に
左脚でタオルをギュッと締める

2 逆腹式呼吸で大きく息を吸いながら、左ひざを曲げてはさんだタオルをギュッと締め、息を止めずに5秒キープ。ゆっくり息を吐きながら、1へ戻る。反対側も同様にする。

サブトレ 02

「肩甲骨《けんこうこつ》まわり」を強化する

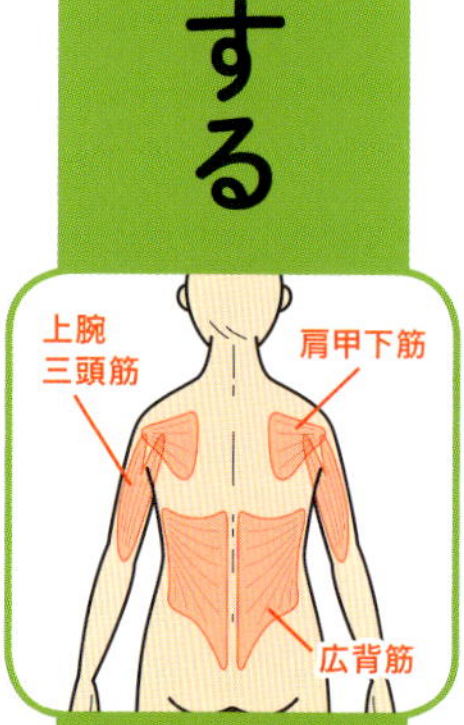

1セット×10回

1

脚は肩幅に開いて立つ。右腕は上から、左腕は下から後ろへまわし、両手の指先をつける。逆腹式呼吸で大きく息を吸いながら、息を止めずに5秒キープ。ゆっくり息を吐く。

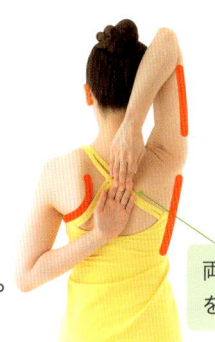

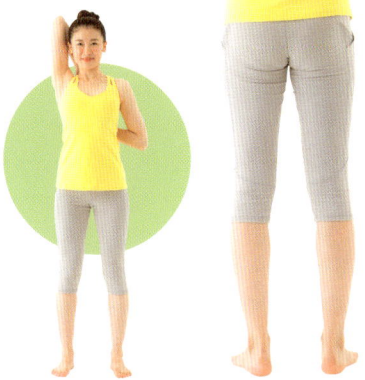

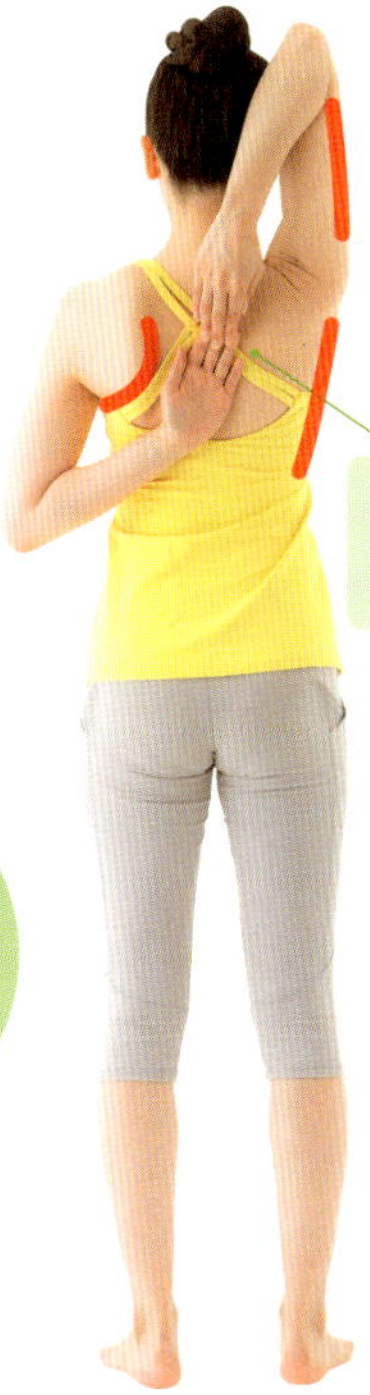

両手の指先をつける

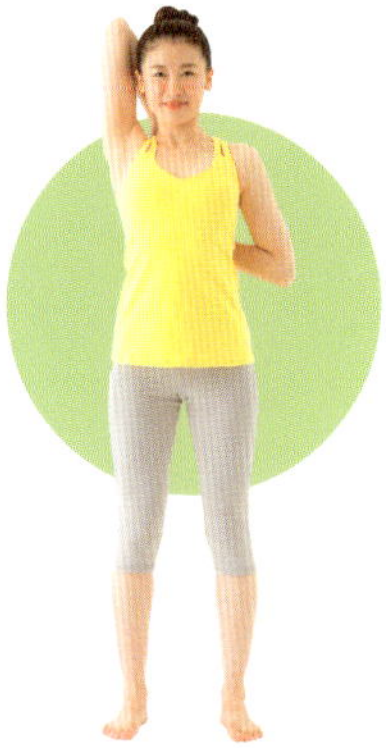

前から見ると…

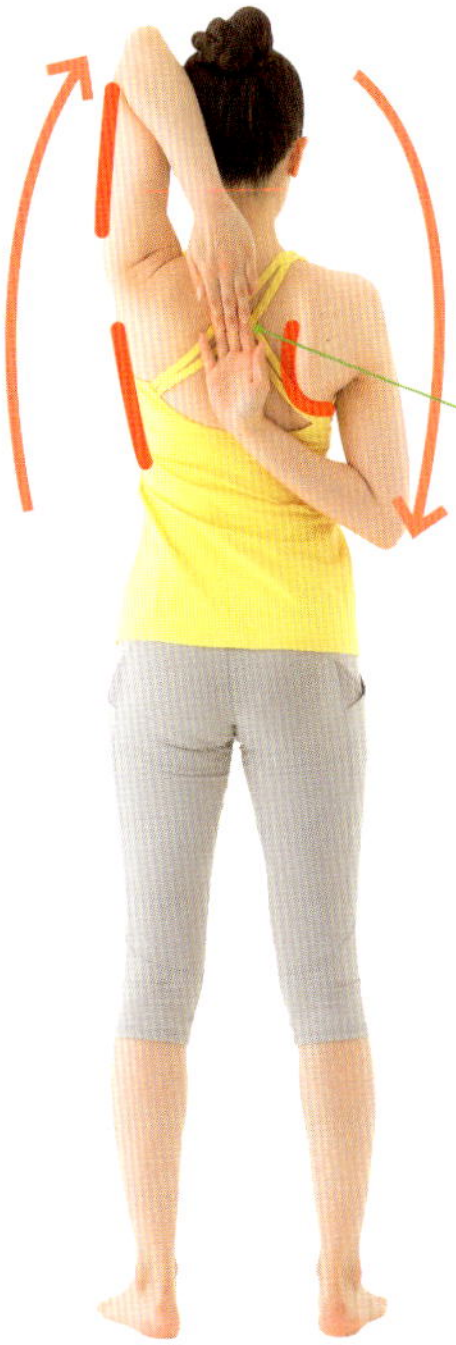

指先をつけるのは、無理をしないようにできる範囲で

2

右腕は下から、左腕は上から後ろへまわし、両手の指先をつける。逆腹式呼吸で大きく息を吸いながら、息を止めずに5秒キープ。ゆっくり息を吐く。

サブトレ 03

「菱《りょう》形《けい》筋《きん》」を強化する

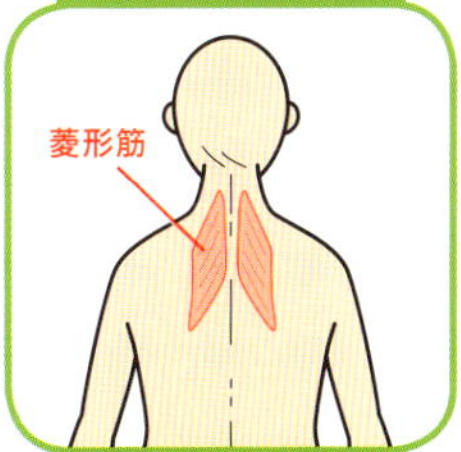

1セット×10回

前から見ると…

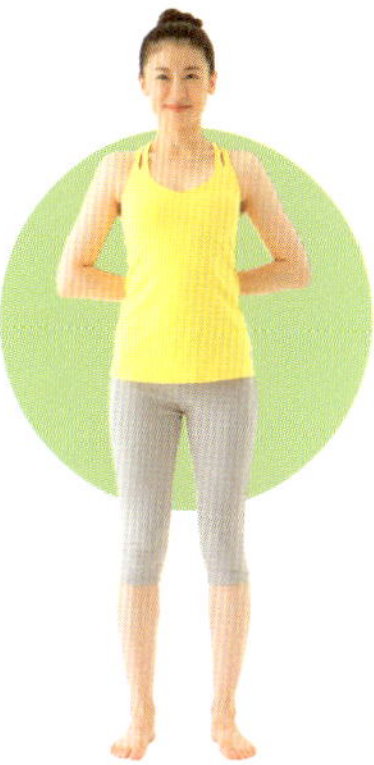

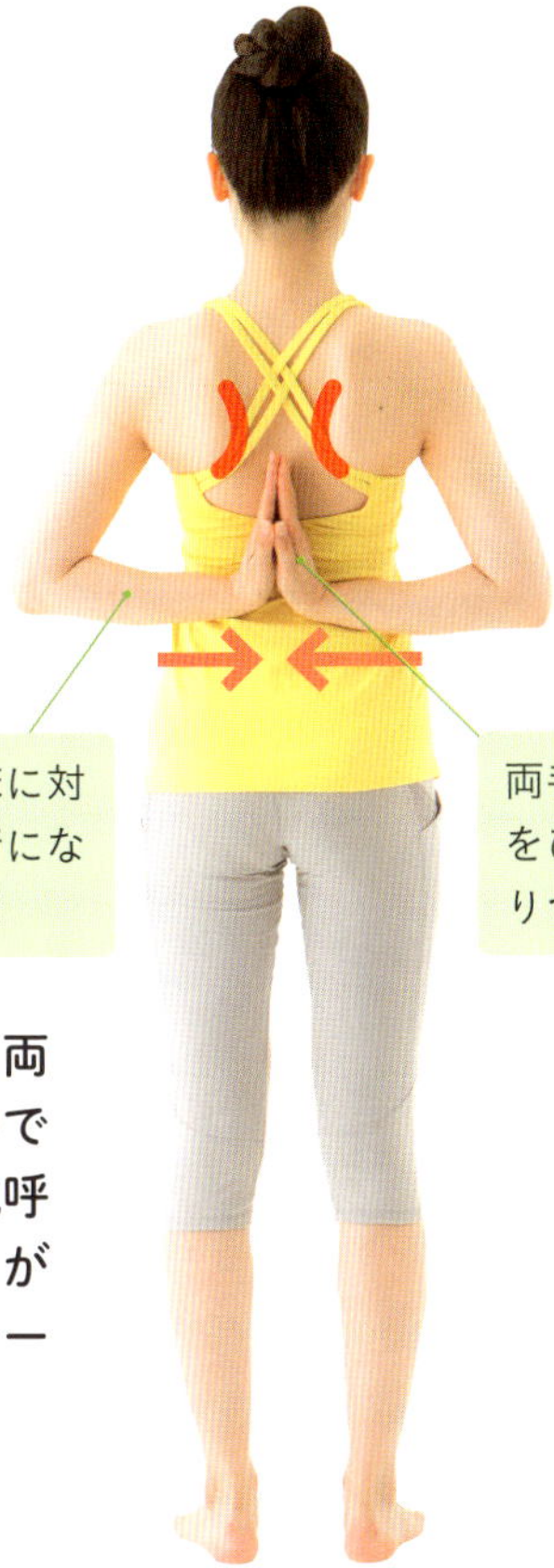

両腕は床に対して平行になるように

両手の平をぴったりつける

脚は肩幅に開いて立つ。両腕を後ろへまわし、背中で両手を合わせる。逆腹式呼吸で大きく息を吸いながら、息を止めずに5秒キープ。ゆっくり息を吐く。

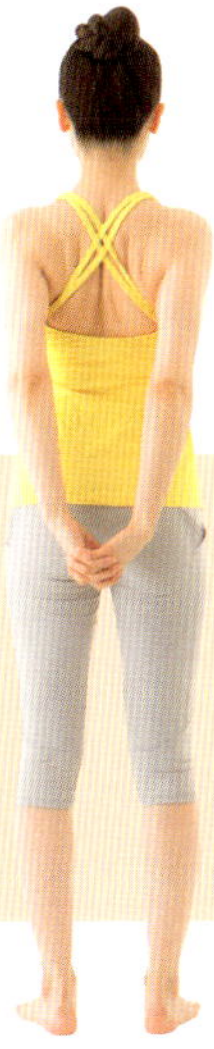

お助けプラン

手は背中より下で組んでも、菱形筋は鍛えられます。肩甲骨をできるだけ寄せるようにしましょう。

サブトレ 04

「ふくらはぎ」を強化する

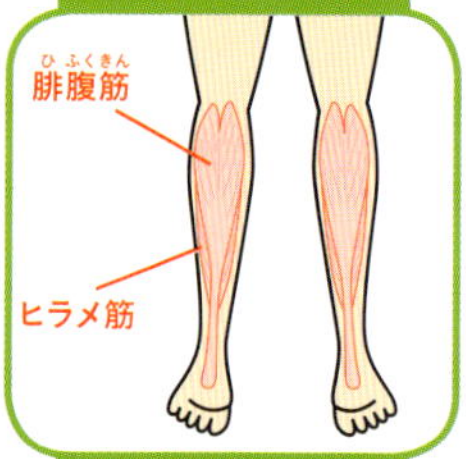

1セット×10回

上半身が床に対して平行になるように

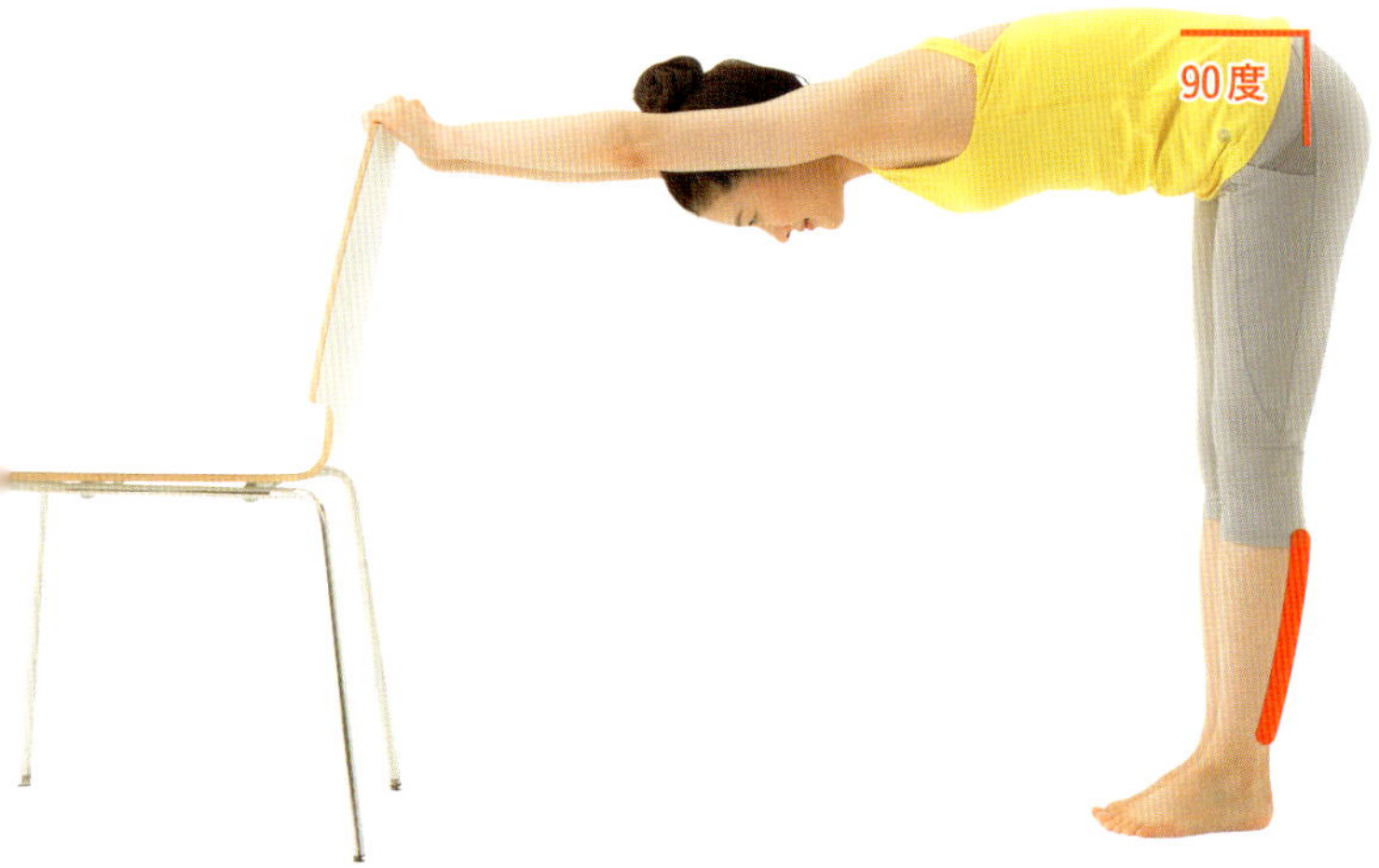

1 （上の写真のように）椅子から離れて脚を閉じて立ち、上半身を90度に曲げ、両手を椅子の背にあてる。

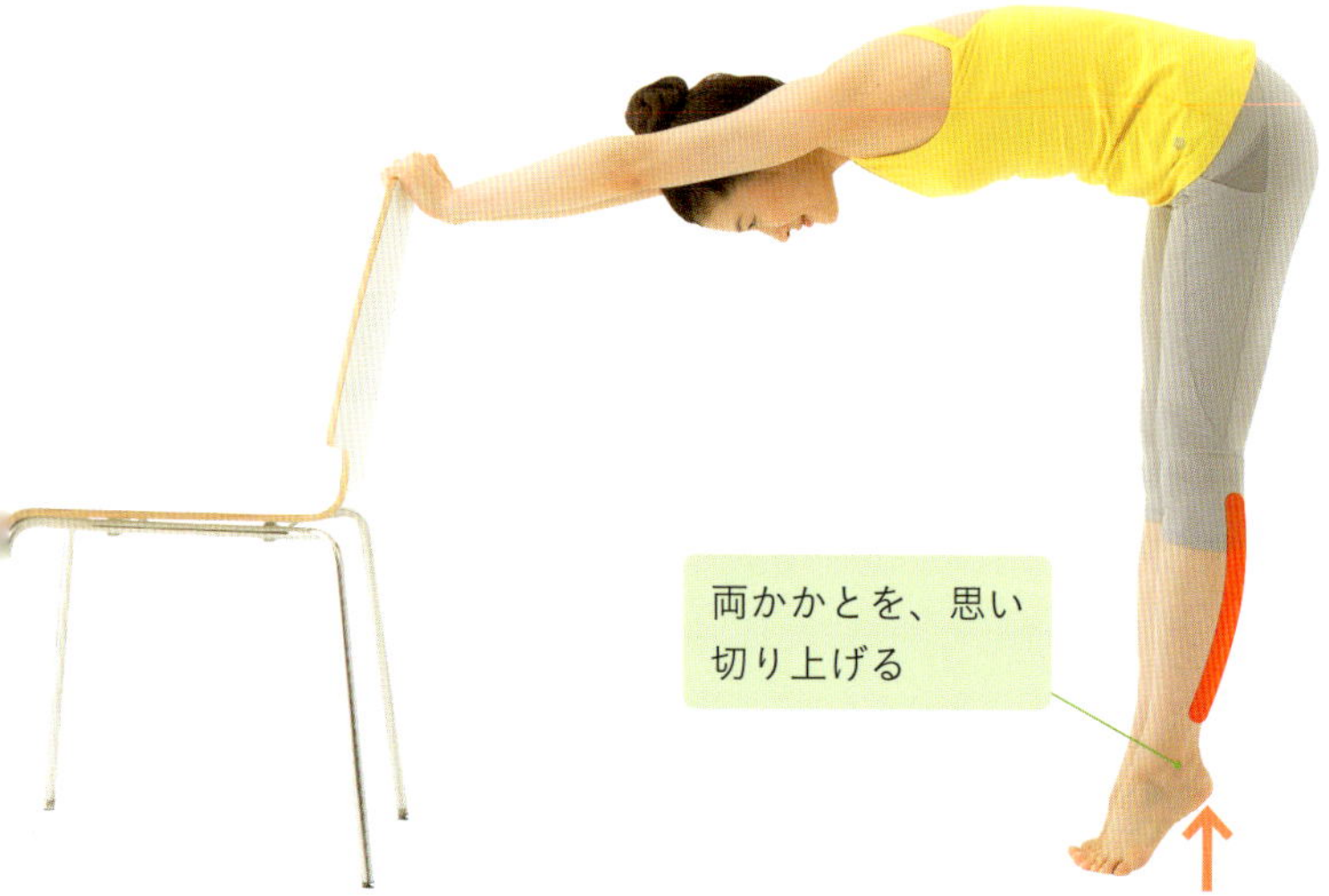

2 逆腹式呼吸で大きく息を吸いながら、両かかとを上げ、息を止めずに5秒キープ。

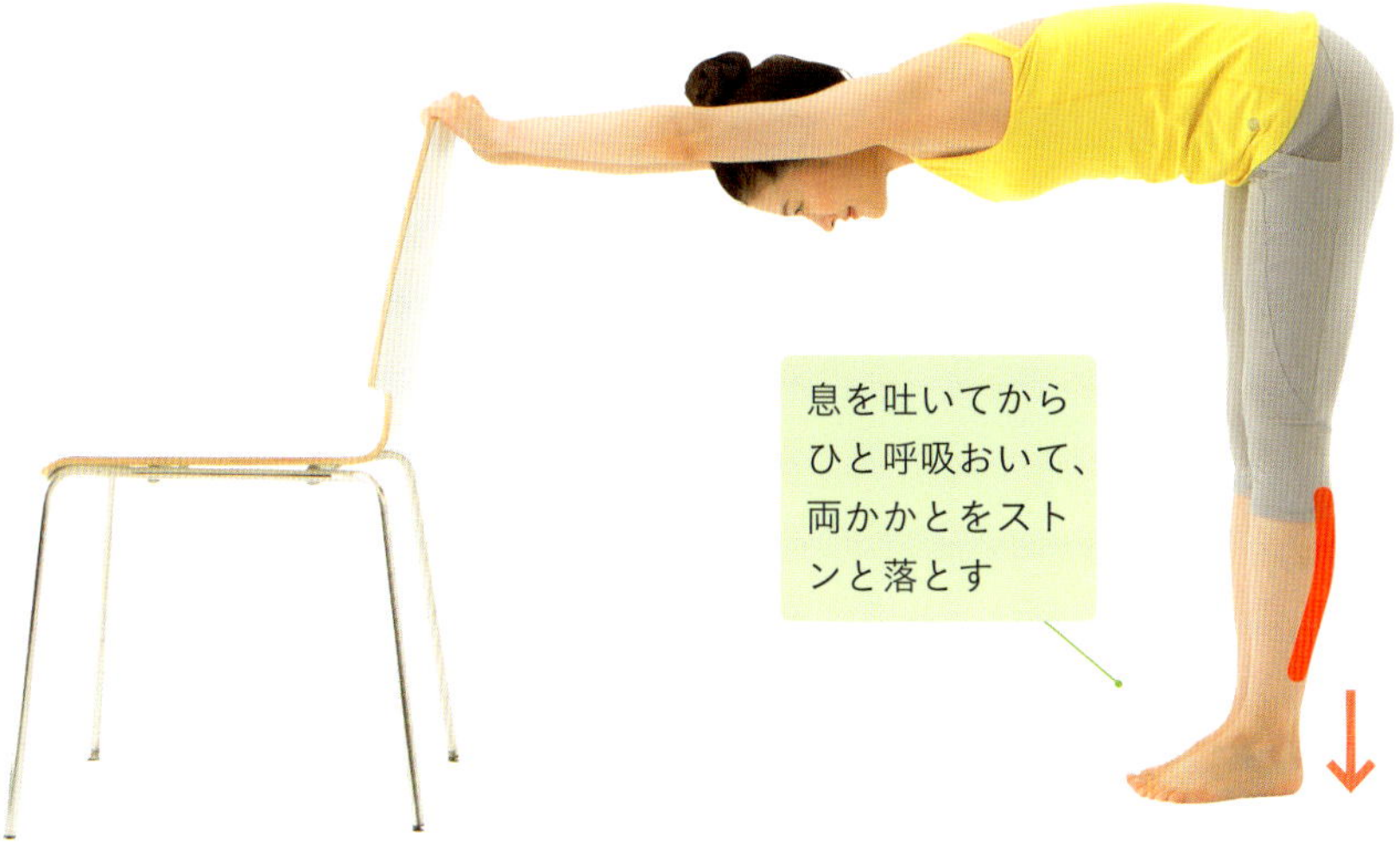
息を吐いてから
ひと呼吸おいて、
両かかとをスト
ンと落とす

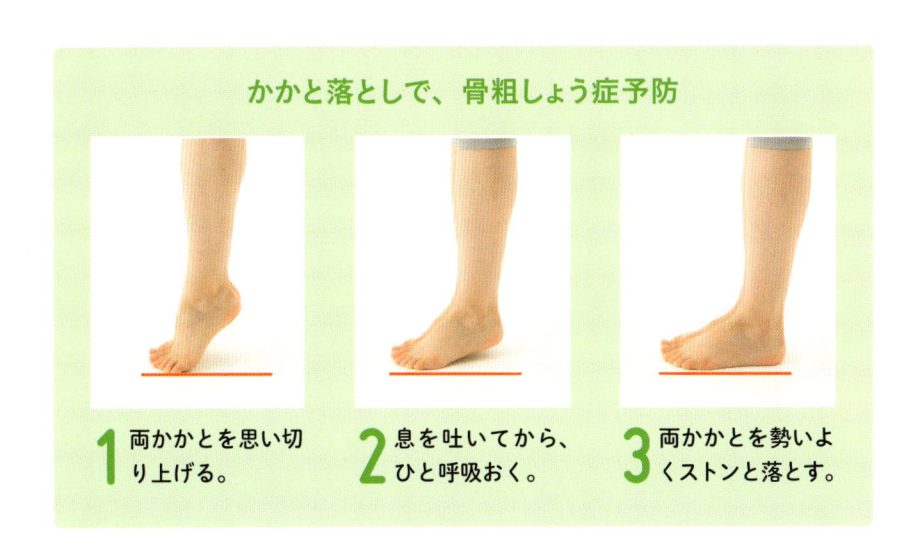

3 ゆっくり息を吐き、両かかとをストンと落とす。

かかと落としで、骨粗しょう症予防

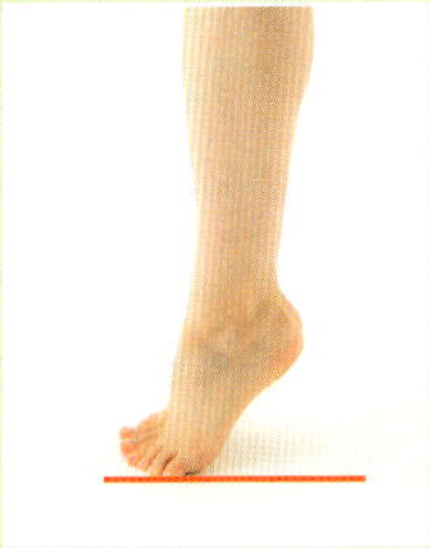

1 両かかとを思い切り上げる。

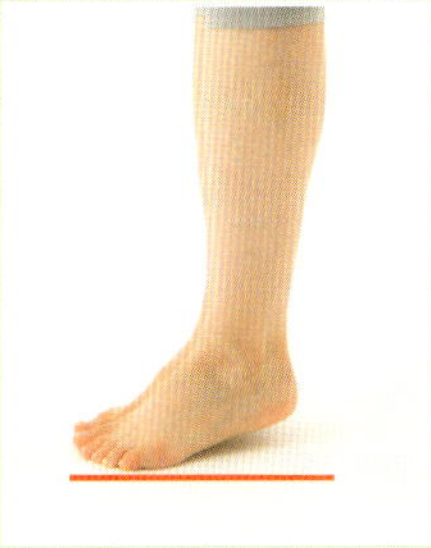

2 息を吐いてから、ひと呼吸おく。

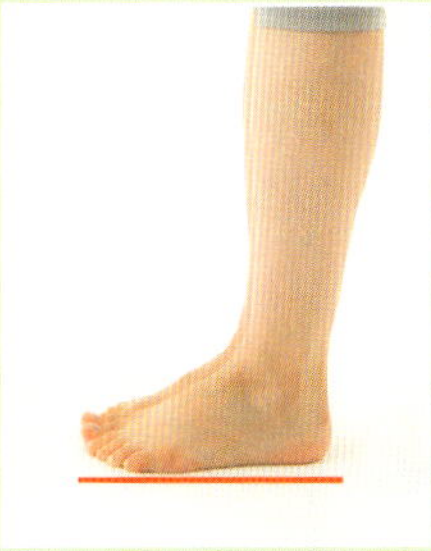

3 両かかとを勢いよくストンと落とす。

サブトレ
05

「首まわり」を強化する

手で首の筋肉に
負荷をかける

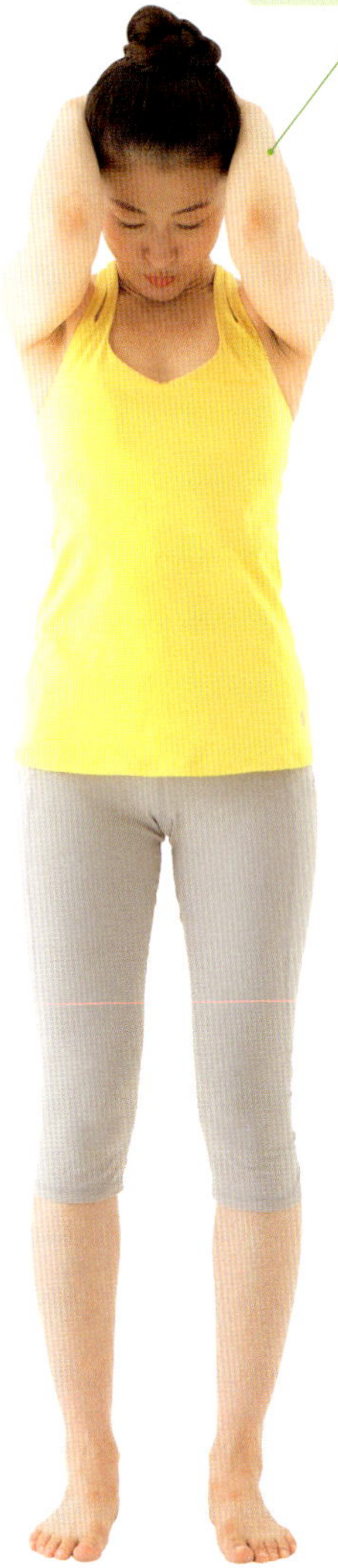

横から見ると…

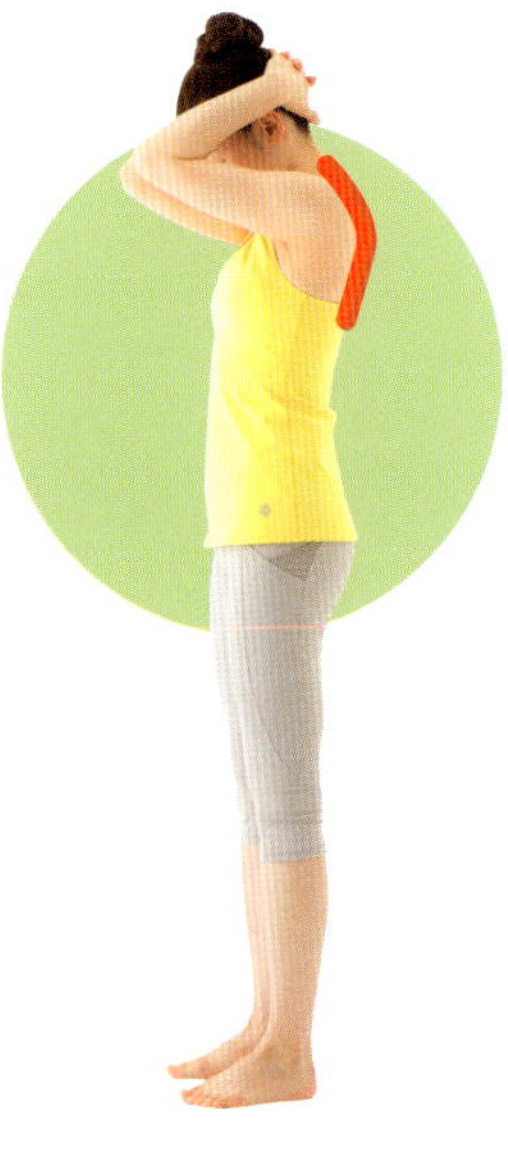

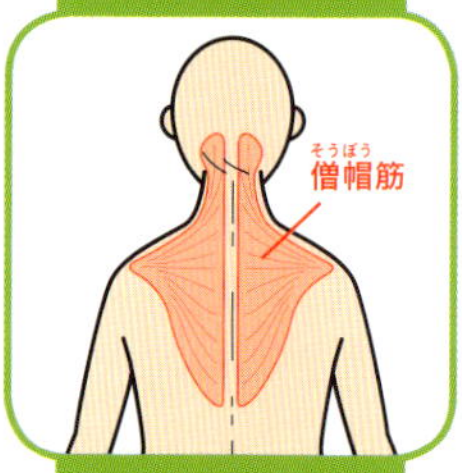

1セット
×
10回

1 脚は肩幅に開いて立つ。両腕を頭の後ろへまわし、両手で頭を抱えるようにして、ゆっくり息を吐く。

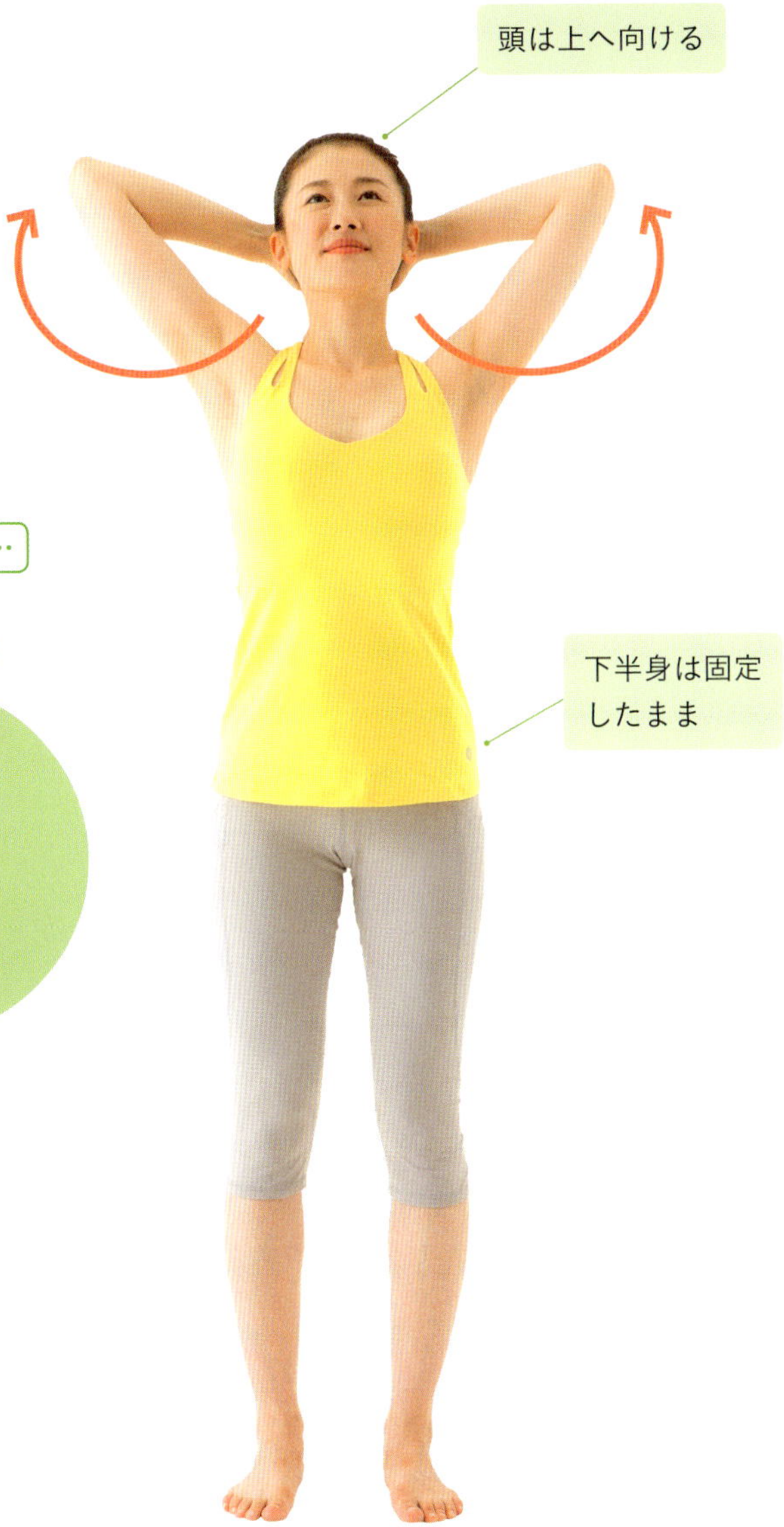
頭は上へ向ける
下半身は固定したまま

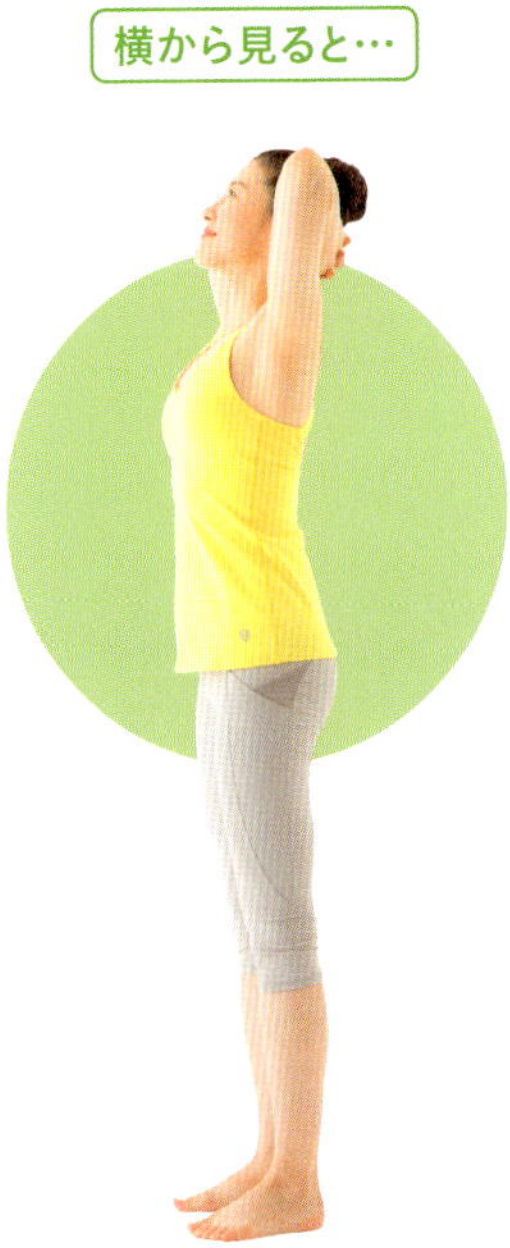
横から見ると…

2 逆腹式呼吸で大きく息を吸いながら、両ひじを左右に開き、息を止めずに5秒キープ。ゆっくり息を吐きながら、1へ戻る。

精密検査の後
「筋系の腰痛」の要因を探る

本書の56ページでは「私が12歳のときに医者からすすめられた背筋と腹筋の強化では、腰痛は治らないことは、自身の身体で証明済みです」と書きましたが、それはもう35年以上前のことです。医学の進歩もめざましいもので、現在は日本全国に名医と呼ばれる素晴らしいお医者さんが多く存在しています。腰痛の原因は、筋系のものだけではありません。

・脳神経系からくる腰痛
・脊椎カリエスなどからくる腰痛
・多発性神経鞘腫《たはつせいしんけいしょうしゅ》などからくる腰痛

これらの疑いがある場合は、何よりもまず病院へ行き、精密検査を受けてください。

精密検査で異常が認められない場合は、筋肉のアンバランスや筋疲労からくる腰痛の疑いがあります。

「筋系の腰痛」3つの要因

1 関節性

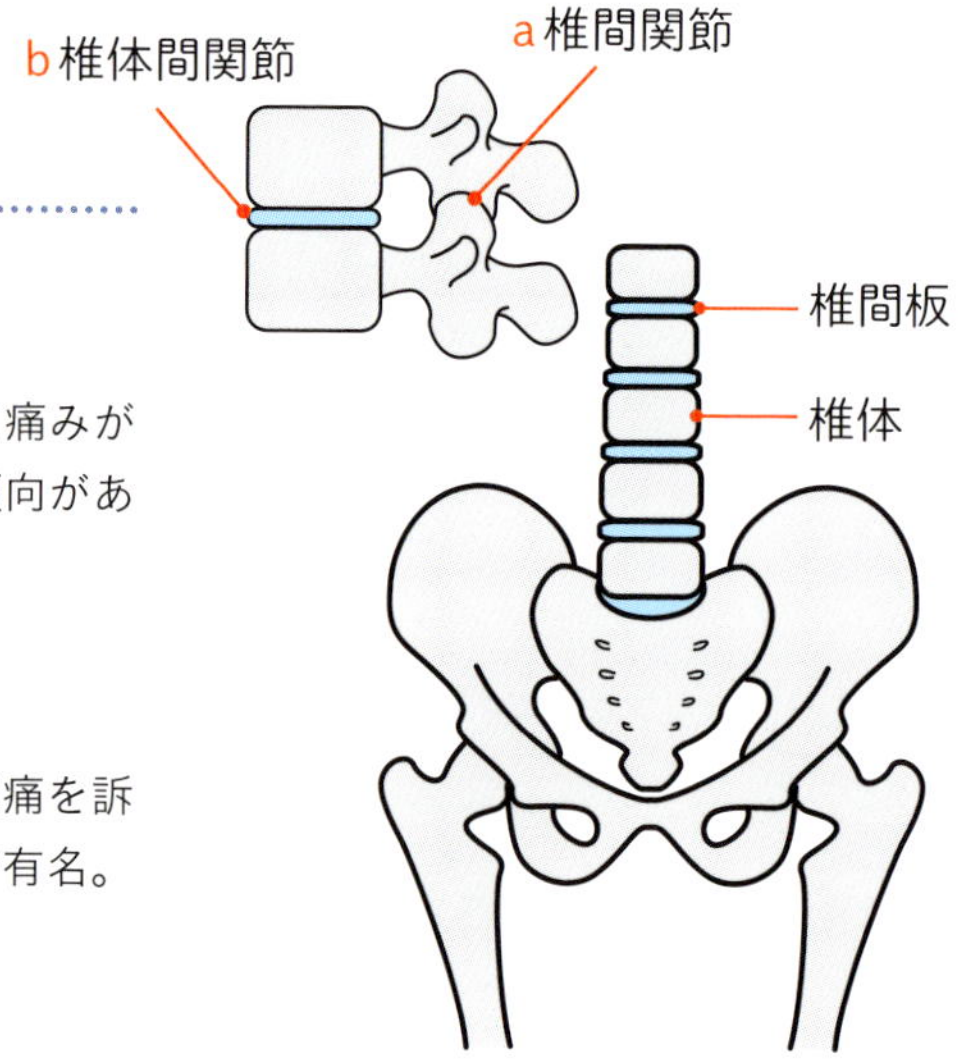

a 椎間《ついかん》関節

限局した腰痛が主体。起床時に痛みが出やすく、仕事中は軽快する傾向がある。

b 椎体間《ついたいかん》関節

強い腰痛が出やすい。坐骨《ざこつ》神経痛を訴えることも。椎間板ヘルニアが有名。

2 靭帯性

a 椎骨《ついこつ》部の靭帯《じんたい》

生理的姿勢での過労によって起こる。重いものを持ち上げる作業では要注意。

b 仙腸《せんちょう》関節部の靭帯

仙腸関節は、線維軟骨でおおわれ、強靭な関節包で補強されている、ほとんど動かない半関節。ここに姿勢の変化に伴うストレスがあると、腰痛を引き起こす。

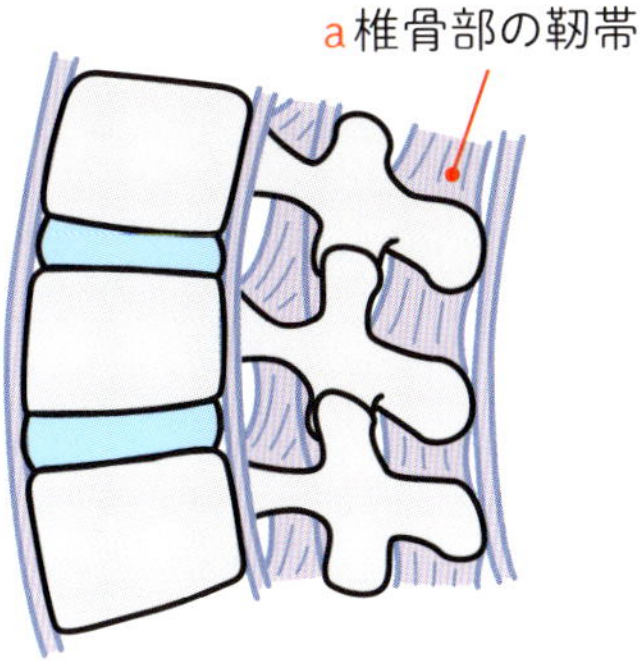

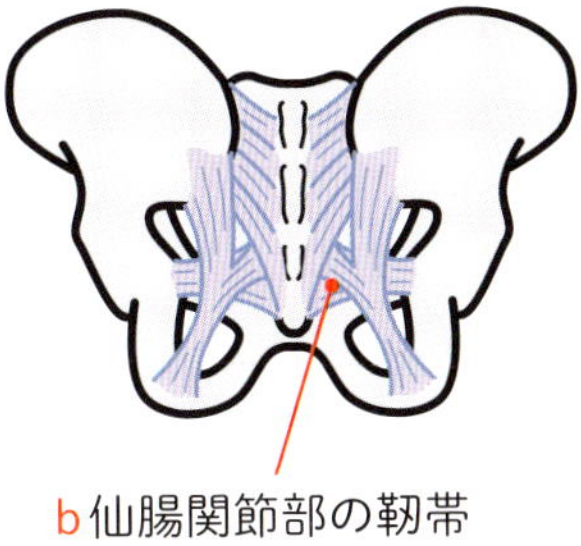

3 筋・筋膜性

a

特に多裂筋《たれつきん》、腸腰肋筋《ちょうようろっきん》に痛みが出る。

b

梨状筋《りじょうきん》の損傷からくる痛み。梨状筋症候群として知られている。外旋六筋《がいせんろっきん》の徒手検査を用いる。

c

ハムストリングスなどからくる痛み。椎間板ヘルニアとの鑑別が重要。

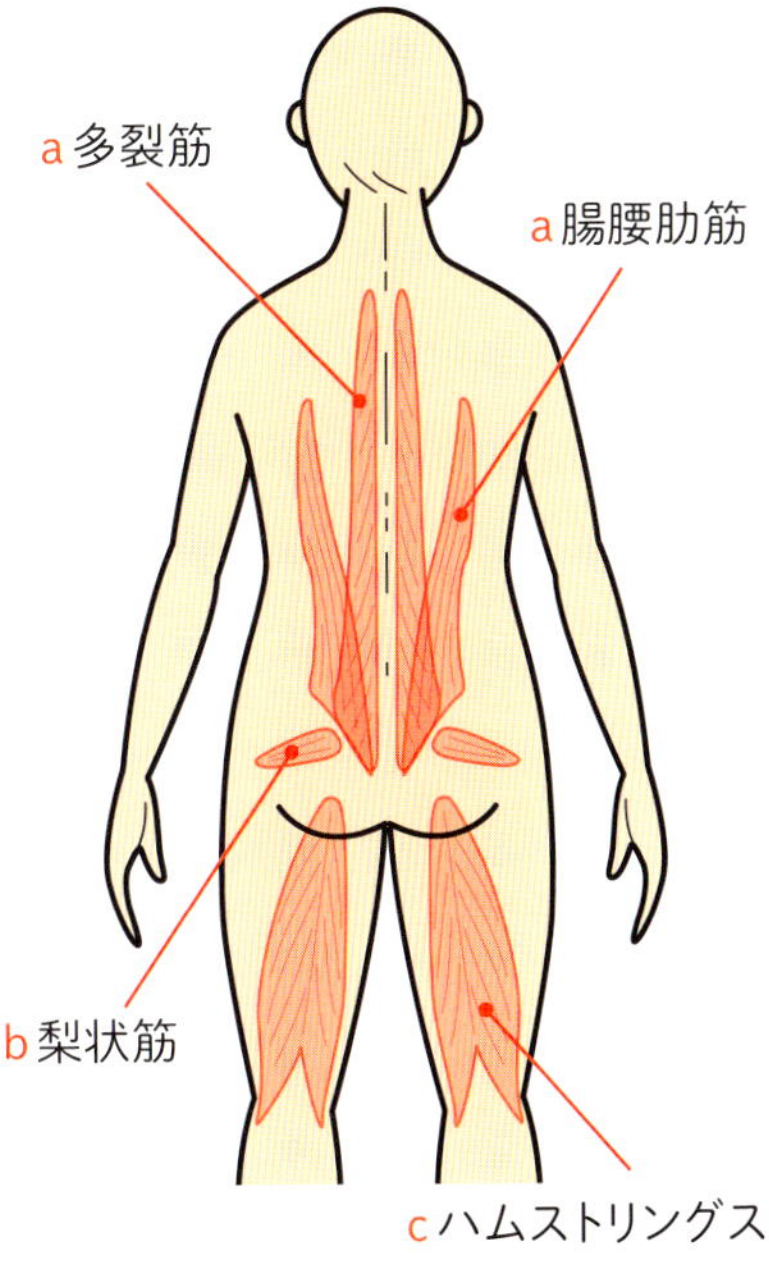

腰のテーピングの手順

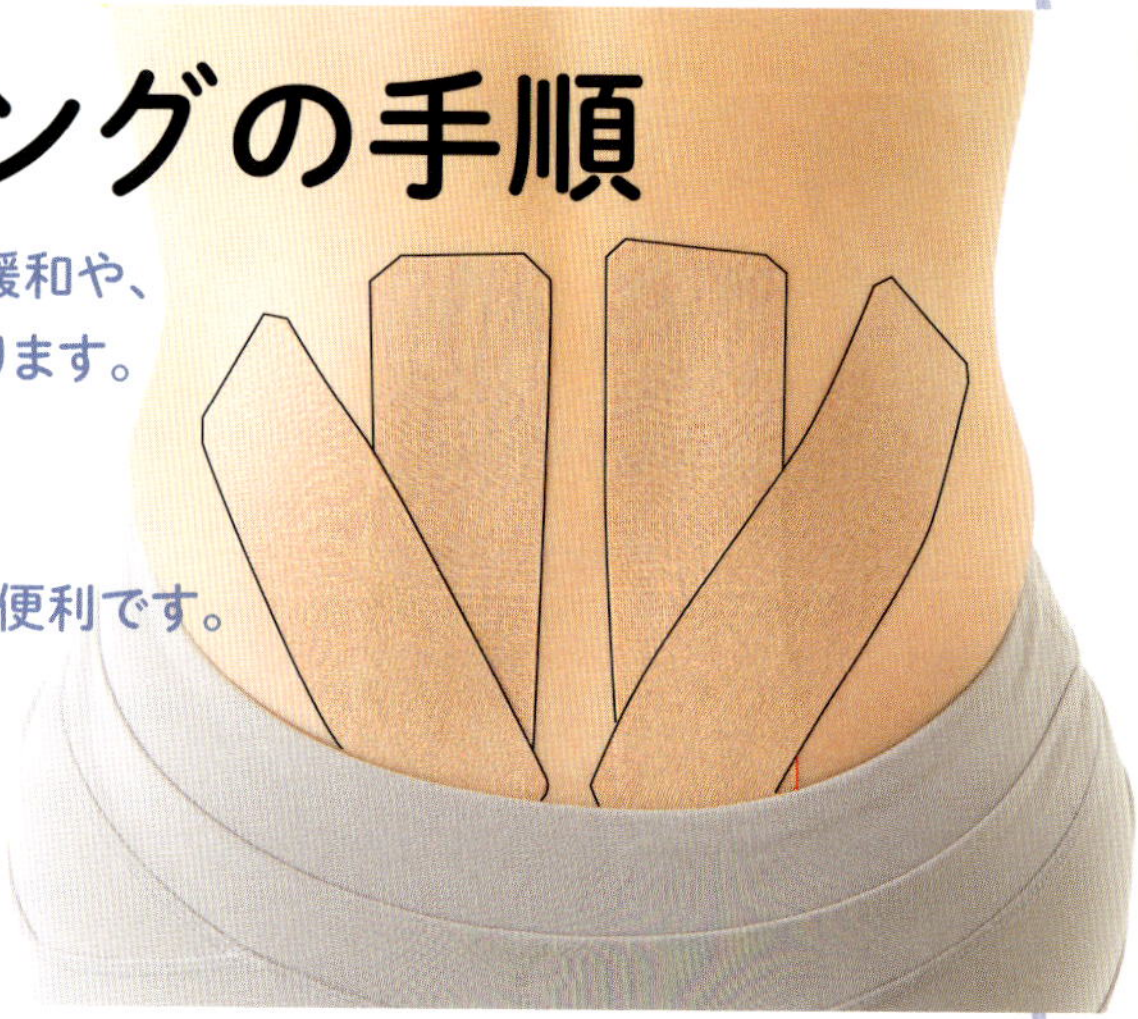

テーピングは、脊柱管狭窄症《せきちゅうかんきょうさくしょう》の緩和や、横のねじりを抑制する働きがあります。コルセットが煩《わずら》わしいとき、スポーツをしたいときなど、テーピングの手順を覚えておくと便利です。腰の痛みの度合いによって、テープの重ね方は異なります。

※腰や背中のテーピングは、自分では貼りにくいため、家族や友人に貼ってもらいましょう。さらに効果を高めたいときは、柔道整復師（整骨院の先生）や、AT（アスレティックトレーナー）に貼ってもらうことをおすすめします。

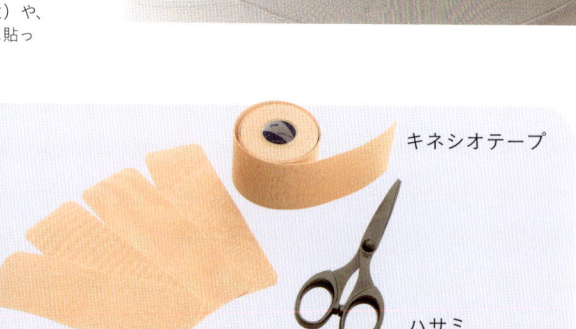

用意するもの

キネシオテープを、自身のサイズに合わせて、4枚に切ったもの

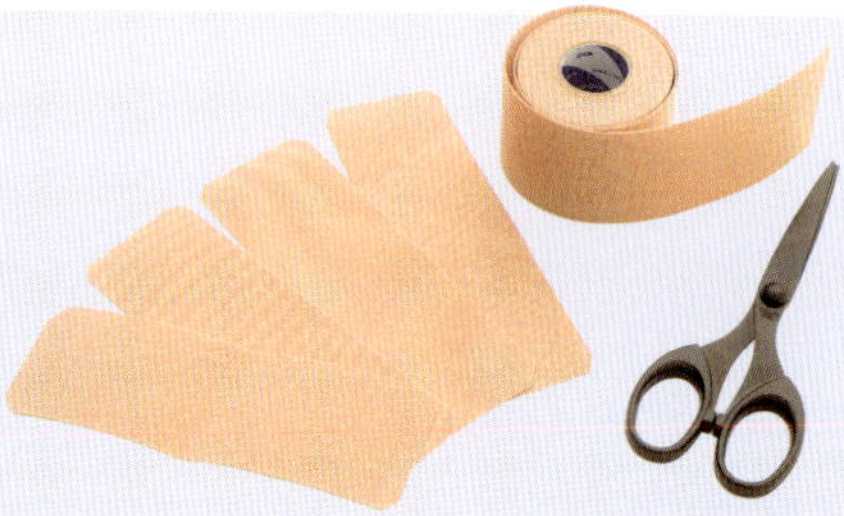

キネシオテープ

ハサミ

■テープの切り方

テープの内側のメモリのある部分を表にして身体にあて、長さをはかり、縦用（2枚）と斜め用（2枚）計4枚切ります。※テープの長さは、痛みの度合いによって変えます。

長さをはかったら、はがれにくいように、角を丸く切ります。

縦2枚

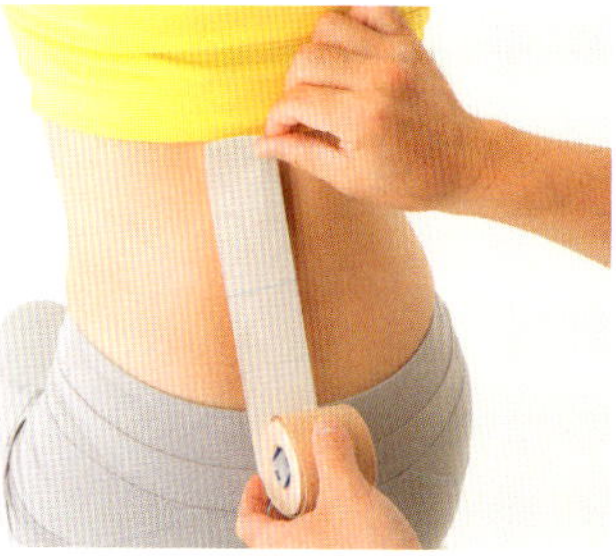

斜め2枚

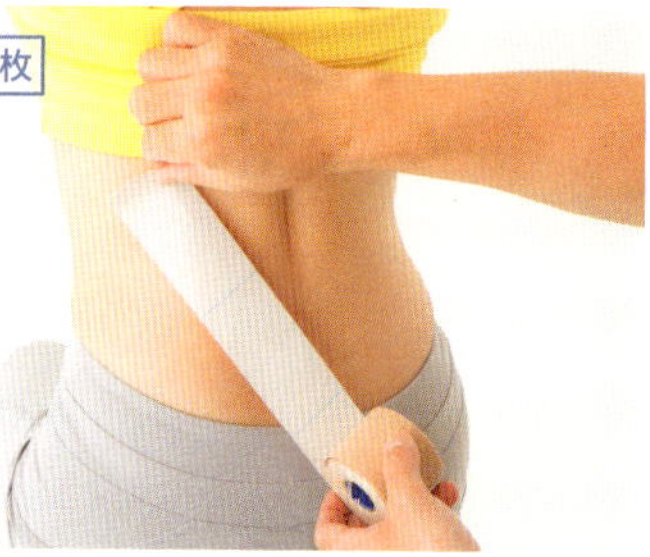

■テープを貼るときの姿勢

腰を曲げてうずくまったり、上体を起こし過ぎると、テーピングの効果はありません。ほんの少し前屈みになるのがベストです。

■テープの裏紙のはがし方

テープの裏紙を端からはがすと、糊面をさわることになり、貼ったときに糊が効かなくなります。

テープは伸縮性があるので、左右に引っ張るようにすると、切れ目からスムーズにはがれます。

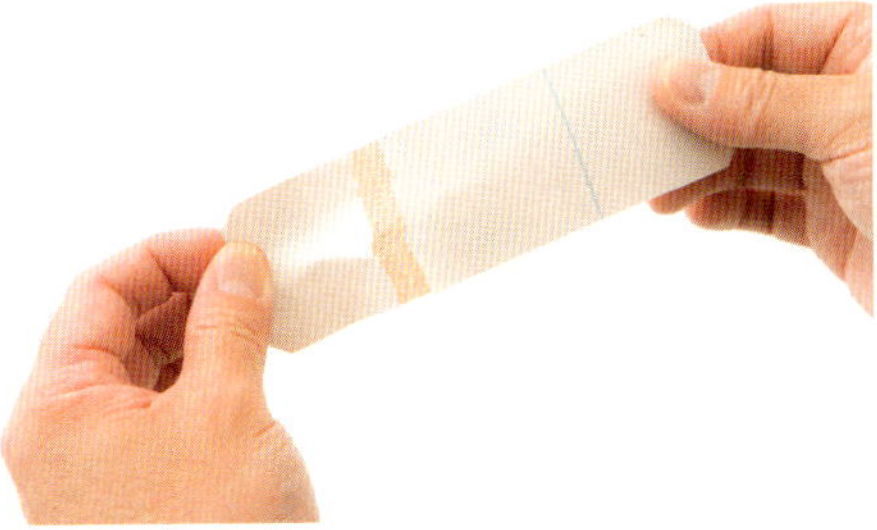

■テープの貼り方

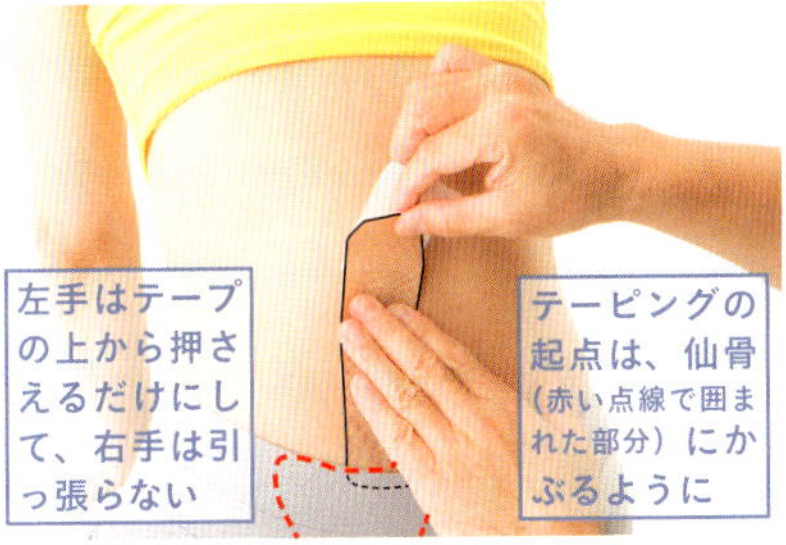

左手はテープの上から押さえるだけにして、右手は引っ張らない
テーピングの起点は、仙骨（赤い点線で囲まれた部分）にかぶるように

1 背骨の左側に沿って、垂直に下からテープを貼る。

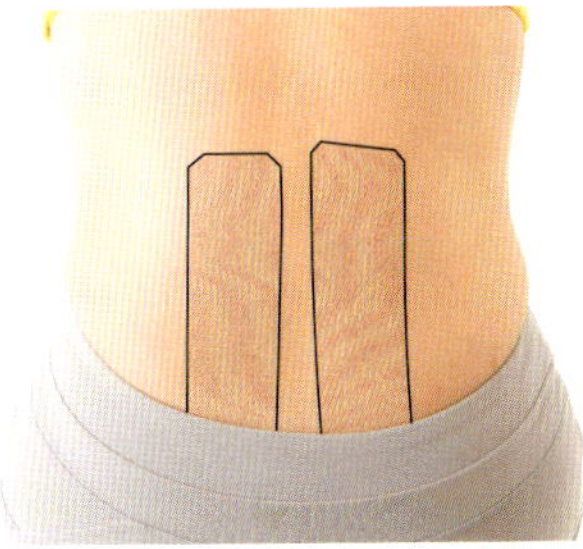

2 背骨の両側に沿って、垂直に下からテープを貼る。

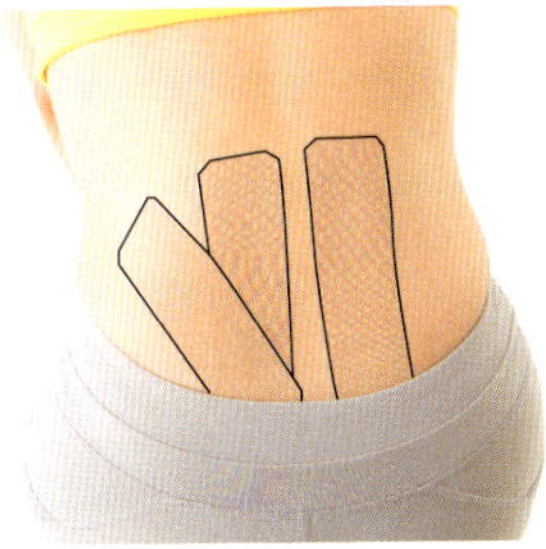

3 縦の左側のテープの上に、仙骨から斜め左上へ向けてテープを貼る。

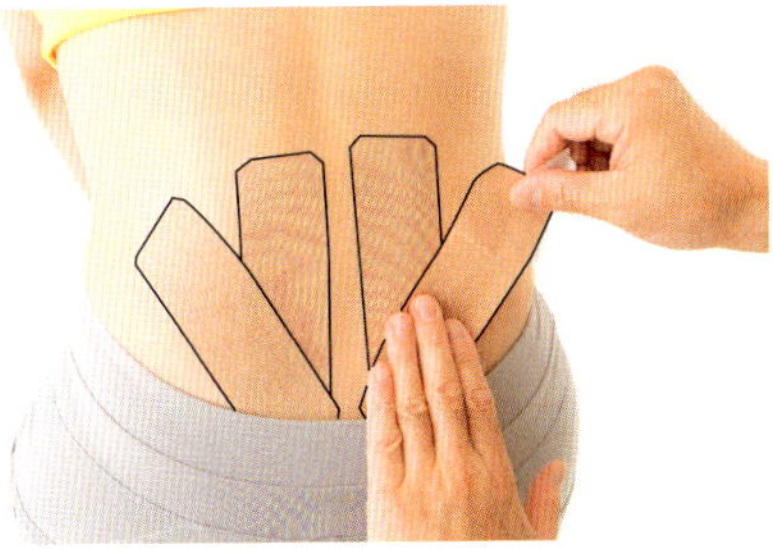

4 縦の右側のテープの上に、仙骨から斜め右上へ向けてテープを貼る。

柔道整復師とは

**接骨院の先生やスポーツトレーナーとして、
ケガを治したり、健康をサポートする
国家資格を持つ専門家です。**

柔道整復師は、接骨院の先生やスポーツトレーナーとして、骨・関節・筋・腱《けん》・靭帯《じんたい》などに加わる急性、亜急性《あきゅうせい》の原因によって発生する骨折・脱臼《だっきゅう》・打撲《だぼく》・捻挫《ねんざ》・挫傷《ざしょう》などのけがに対し、手術をしない「非観血的療法《ひかんけつてきりょうほう》」によって、整復・固定などの施術を行うことができる国家資格を持つ専門家です。

柔道整復師の仕事内容

①整復法

整復法とは骨折した箇所を元の状態に戻す、また肩などの関節が外れた場合、元に戻すために操作する技術の事です。

②固定法

固定法とは骨折や脱臼などをした場合に三角巾や包帯、副木などを使って患部を固定する施術法の事をいいます。

③後療法

後療法とは損傷した組織を回復させる施術法の事をいいます。後療法には大きく分けて「物理療法」「運動療法」「手技療法」の3つの施術法があります。

「整体師」と「理学療法士」との違い

同じ医療系の資格であっても認められている施術や資格の種類が異なります。

職種	国家資格	民間資格	開業権	保険取扱い
柔道整復師	○	×	○	○
整体師	×	○	○	×
看護師	○	×	×	勤務先に準ずる
理学療法士	○	×	×	勤務先に準ずる

参考：「日本医学柔整鍼灸専門学校」ホームページより
https://www.jusei-sinkyu.com/

腰痛を克服するためのQ&A

松井 薫が、あなたの腰痛の悩みに
ズバリお答えします！

Q1 寝起きに「腰が重いな」と、感じた場合はどうすればいい？

A1

　眠っている間は、筋肉に負荷がかかる動きをあまりしないため、筋肉が固まってしまいがちです。寝起きに腰が重いと感じる人は多いはずです。

　そんなときは、次の2つの簡単なトレーニングをすると効果的です。

1 横向きに寝て、両腕で両ひざを抱える（左右各30秒）
2 仰向けに寝て、両腕で両ひざを抱える（30秒）

Q2 体重が増えると、腰が痛くなる気がしますが、関係はありますか？

A2

　体重が増えると、姿勢を起立保持するための筋肉（脊柱《せきちゅう》起《き》立筋《りつきん》）に負担がかかるため、筋系の腰痛を招きやすくなります。

　さらに進行すると椎骨《ついこつ》が圧迫され、脊柱管狭窄症《せきちゅうかんきょうさくしょう》や椎間板《ついかんばん》ヘルニアを誘発します。

「体重が増えたな」と感じたら、早めのダイエットを！

Q3 咳がひどいときに、腰に響いて痛くなりますが、対処法はありますか？

A3

咳やクシャミをすると、特に腰痛持ちの人は、腰の筋肉に響いて痛くなることは多いようです。

また、咳やクシャミが引き金になって、腰の筋肉を傷めてしまい、ギックリ腰になるケースもよくあります。

まずは、「その咳」「そのクシャミ」を鎮めるために、医療機関で早めの受診をおすすめします。

Q4 長時間、車を運転すると、腰が痛くなります。休憩のときにできるストレッチはありますか？

A4

確かにストレッチは有効ですが、屋外でストレッチを実施することは、恥ずかしいのでは？

そのようなときは、人目を気にせず簡単にできるストレッチを2〜3種目に限定して行うとよいでしょう。

1 背伸び　　2 前屈　　3 腰回し

Q5 寝る前にやっておくと、寝起きがラクになる運動は?

A5

腰痛があるときには、お風呂で湯船にゆっくり浸かり、腰を温かくして就寝しましょう。

普段運動をしていない人が、突然「運動、筋トレ」と、根詰めるほうが、腰にとってあまりよくありません。

まずは、「本書」のトレーニングを少しずつまんべんなく、継続することをおすすめします。

朝は慌ただしいので、寝る前にゆったりした気分で行うと効果的です。

Q6 腰の痛みがなくなると、すぐにトレーニングをさぼってしまいます。どうすればよいでしょうか?

A6

「喉元過ぎれば、熱さを忘れる」とよくいいます。少し腰の調子がよくなってくると、完全に治った気になり、「トレーニングしなくていいや」と思ってしまう気持ちはわかります。

しかし、油断は禁物！　腰痛が完治したと思うのは早計です。二度とあの激痛に苦しまないために、トレーニングを地道に続けてください。適度なトレーニングは、腰痛の人だけではなく、健康面で大きなプラスになります。

著者略歴

松井 薫（まつい かおる） パーソナルトレーナー

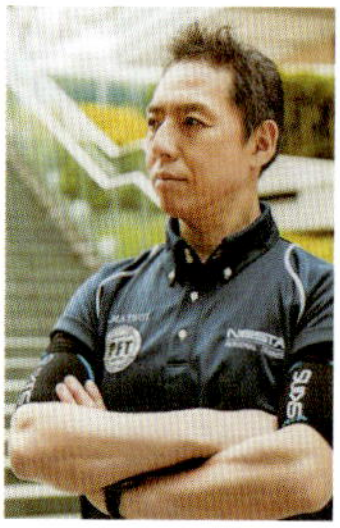

柔道整復師（医療系国家資格）
国士舘大学 理工学部理工学科健康医工学系 非常勤講師・特別研究員
NESTA（全米エクササイズ＆スポーツトレーナー協会）日本支部 理事
防衛省所轄 陸上自衛隊 朝霞駐屯地 非常勤体育講師（正規選任）
任天堂「Wii Fit」「Wii Fit Plus」トレーニング監修
日本医学柔整鍼灸専門学校 プロフェッショナルアカデミー 非常勤講師
江戸ワンダーランド 日光江戸村 フィジカルアドバイザー

野球と柔道の激しい練習が原因で、小学6年生のときに椎間板ヘルニアと腰椎分離症を発症。独自の腰痛克服法を、自らの身体で科学的に探究してきた。東京のボディビル選手権大会に出場し、70kg級にて3位入賞。講道館柔道二段。国士舘大学体育学部卒業。日本医学柔整鍼灸専門学校を卒業し、厚生労働大臣認定 柔道整復師免許を取得。現在は、パーソナルトレーニングから治療までを担う、スポーツ医科学科系パーソナルトレーニングジム「乃木坂 Matsui Physical Design Lab.」（東京・南青山）を開設し、一般の方から女性モデル・アスリートの腰痛対策に貢献しているほか、大学や専門学校の講師・NESTA JAPAN理事を務めて、多くのカリスマトレーナーや有名パーソナルトレーナーを輩出している。「世界一受けたい授業」（日本テレビ系）、「主治医が見つかる診療所」（テレビ東京系）などに、テレビ出演。著書は『5秒腹筋 劇的腹やせトレーニング』（西東社）、『世界一効く下半身ダイエット』（PHP研究所）など多数。
ホームページ　http://matsuikaoru.jp

本文デザイン　島田利之（シーツ・デザイン）
撮影　石田健一
イラスト　中村知史
ヘア・メイク　今江みのり
モデル　大橋規子（スペースクラフト）
編集協力　雨宮敦子（Take One）

痛みが劇的に消える

5秒腰トレ

2019年10月29日　初版発行

著　者　松井　薫
発行者　鈴木伸也
発　行　株式会社大泉書店
住　所　〒162-0805　東京都新宿区矢来町27
電　話　03-3260-4001（代）
F A X　03-3260-4074
振　替　00140-7-1742
印　刷　ラン印刷社
製　本　明光社

URL http://www.oizumishoten.co.jp/
ISBN 978-4-278-04273-3　C0076